Les herbes du Père Blaize

Photo de couverture
Alain Sauvan

ISBN 2-85744-903-8

Martine Bonnabel-Blaize

LES HERBES DU PÈRE BLAIZE

Santé et beauté par les plantes

Edisud

Sommaire

Avant-propos

« *Je suis née dans la camomille* ! » C'est ce que j'aime répondre quand on me demande pourquoi je me passionne tant pour le métier que j'exerce – pharmacienne-herboriste – et surtout pourquoi il me semble si facile à pratiquer. Arrière-petite-fille du célèbre herboriste marseillais le « Père Blaize », il m'a toujours paru évident que je reprendrai le flambeau de l'herboristerie familiale, créée en 1815 par mon aïeul et je n'ai d'ailleurs jamais envisagé de choisir une autre voie. Après mon cursus à la faculté de pharmacie de Marseille et quatre années d'études de médecine – hélas interrompues suite au décès de mon père –, j'ai repris le flambeau à la direction de cette officine si particulière.

C'est à mon père que je dédie ce livre, lui qui a su me transmettre ses connaissances et sa passion des plantes. Il tenait beaucoup lui-même à réaliser "son" livre de recettes – je l'ai souvent entendu me le répéter –, mais il s'en est allé trop tôt pour mener à bien son projet. Je pense de surcroît que la tradition orale ne suffit pas toujours à bien transmettre les connaissances et c'est aussi ce qui m'incite à écrire ce livre aujourd'hui.

Mon orientation professionnelle m'est toujours apparue, je l'ai dit plus haut, comme une évidence. En effet je n'ai jamais imaginé étudier autre chose que la botanique et la matière médicale ; j'ai toujours été convaincue des bienfaits offerts par les plantes lorsqu'elles sont utilisées à propos, et cela avant même d'avoir compris pourquoi et comment elles agissaient. Enfin il était tout naturel pour moi de perpétuer la tradition familiale qui veut que depuis 1815, les Blaize soient connus comme herboristes ou plutôt « marchands d'herbes ! »

En effet bien que mon grand-père, mon père et moi-même soyons pharmaciens, nous avons toujours été considérés exclusivement comme herboristes. Non pas que je m'insurge contre cet état des choses, mais il est certain que nos études de pharmacie nous ont permis de parfaire nos connaissances et de transformer en savoir scientifique les compétences empiriques que nous détenions du Père Blaize. Je pense à cet égard avoir réussi le juste équilibre entre l'empirisme (le *traditionnellement utilisé pour*...) et une formation médicale qui m'a toujours empêchée de tomber dans l'irrationnel et le manque de sérieux.

En fait, si je n'avais pas eu d'emblée cette « foi » en la phytothérapie, je crois bien que nos clients et clientes me l'auraient transmise. Déjà enfant, lorsqu'il m'arrivait de passer par l'herboristerie, que de fois les ai-je entendus remercier mon père pour les avoir si bien conseillés, soignés et soulagés. J'ai conservé également des milliers de lettres, en provenance du monde entier, témoignant des bienfaits apportés par les plantes. Je revois mon père prodiguant conseils et soins, avec bonhomie, générosité et bienveillance. Il avait tout du « révérend Père Blaize » dont on le qualifiait souvent et je comprends pourquoi depuis si longtemps notre officine est connue auprès des Marseillais pour être la « pharmacie du Bon Dieu ». Elle prend parfois des airs de confessionnal, les curés ayant presque disparu et les médecins n'ayant pas toujours le temps d'écouter les malades parler de leurs maux quotidiens.

C'est bien là que le pharmacien a tout son rôle à jouer : un rôle de conseiller permanent de la santé publique : c'est en tous les cas celui que je revendique à part entière. Derrière mon comptoir, tout au long de la journée, j'explique, je remonte le moral, je console, je dynamise, je conseille sur la bonne utilisation des plantes, l'hygiène de vie, les régimes alimentaires, les traitements allopathiques à ne pas abandonner. C'est ainsi que depuis plus de vingt ans le père Blaize s'est transformé en « Mère Blaize » et mon envie d'écrire ce livre a été confortée par les avis de mes fidèles clients et clientes qui l'attendent depuis longtemps.

J'ai choisi d'articuler cet ouvrage autour de deux grandes parties, la première retraçant bien sûr l'historique de l'officine, la pratique de l'herboristerie d'hier à aujourd'hui, l'évolution du métier avec de nouvelles formes galéniques. Dans la seconde partie, je me propose de familiariser le lecteur avec une bonne utilisation de la phytothérapie sans chercher à le duper comme cela arrive trop souvent parmi les médias. Que de fois me suis-je énervée en entendant des propos du genre : « Si ça ne me fait pas de bien, ça ne me fera pas de mal ! » Les plantes correctement utilisées doivent faire du bien, à savoir soulager souvent, guérir parfois, tandis que les plantes mal employées peuvent se révéler dangereuses.

J'ai toujours considéré la phytothérapie comme une médecine à part entière, ni douce, ni parallèle. On sait qu'en mathématique les parallèles ne se rejoignent jamais. Or la médecine par les plantes prend bien souvent le relais de la médecine allopathique. Ces deux approches se complètent et le médecin allopathe, conscient d'avoir donné un traitement lourd à son patient, est souvent d'accord pour que les plantes favorisent un nettoyage de l'organisme. Depuis plus de vingt ans l'état d'esprit des médecins a évolué, ils sont bien moins sectaires et ironiques à l'égard de la phytothérapie. Ils se souviennent qu'une majorité des médicaments est issue du monde végétal. Grâce au docteur Valnet, de nombreux médecins intéressés par la phytothérapie et l'aromathérapie se sont spécialisés dans ces domaines.

Personnellement, après vingt ans de comptoir et de pratique officinale, je pense que la médecine par les plantes joue un rôle important dans la prévention. Comment rester en bonne santé ? C'est possible grâce aux plantes (à condition toutefois d'être raisonnable quant à la consommation d'alcool et de tabac). Comment éviter les anxiolytiques ? Comment réussir un sevrage des tranquillisants ? Là aussi les plantes jouent un rôle précieux d'aide et de relais.

Outre son rôle de prévention, la médecine par les plantes peut également guérir certaines maladies et surtout soulager beaucoup de maux, avec de plus l'avantage certain d'éviter les effets secondaires nocifs. Cependant lorsque l'allopathie s'impose, j'encourage mes clients à l'accepter et je m'oppose à toute forme de charlatanisme pratiqué par des individus souvent peu scrupuleux et profitant de la naïveté malheureusement trop fréquente de bon nombre de personnes.

Pour profiter pleinement des bienfaits de la médecine par les plantes, nous avons pour mission d'éduquer le patient, de lui apprendre une nouvelle hygiène de vie, d'essayer de lui inculquer des notions de persévérance, de patience, de régularité. Un traitement phytothérapique demande du temps – davantage sans doute qu'un traitement allopathique. Ce type de médecine nécessite un changement dans les mentalités, voire même une nouvelle philosophie de vie : il faut savoir se prendre en charge, réagir contre l'adversité, ne pas tout attendre des autres… Je souhaite grâce à ce livre et à tous les conseils qu'il recèle, contribuer à ma manière à cette évolution des comportements.

I

Une histoire de famille… et de plantes

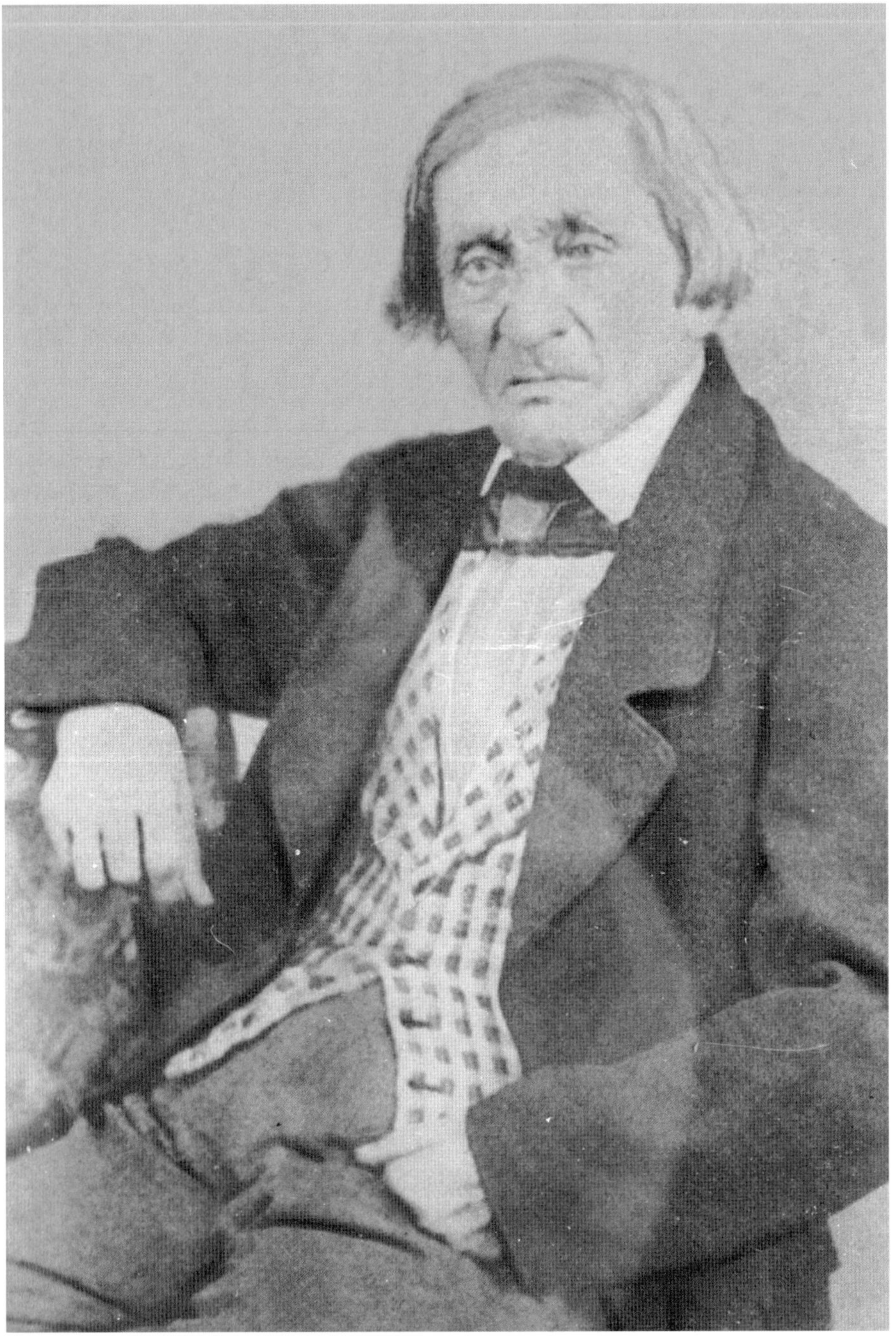

Le Père Blaize

Au temps du Père Blaize

« Imprégné des parfums qu'exhale sa boutique
Dans un cercueil aromatique, Toussaint Blaize gît en ce lieu.
Au sage Pythagore, au bon père Mathieu,
Sa tempérance eut fait envie,
Sans offrir à Bacchus le plus mince tribut,
Sans goûter eau ni vin, rhum, kirsch, bière, eau-de-vie,
Pendant près d'un siècle il vécut.
Et ce n'est rien encore d'être cent ans sans boire :
Quand on songe à son corps si frêle, si léger,
Si transparent, si sec, on est tenté de croire
Qu'il vécût cent ans sans manger. »

Cette épitaphe en forme de poème, paru dans le *Sémaphore* du 3 août 1865 et signé de Ymeleh-Trab, traduit bien toute la popularité du Père Blaize, toute l'originalité du personnage également, dont le souvenir est toujours présent dans les quartiers de Marseille. Pierre Echinard de son côté a retrouvé dans les archives de Marseille la notation suivante :

Père Blaize, de son prénom Toussaint
Né vers 1770, mort en 1865 à plus de 90 ans

Originaire des Hautes-Alpes, de la vallée des Ecrins (Vars), c'est là que grandit le Père Blaize, au cœur de cette nature si riche en variétés de plantes médicinales. Il y découvre l'usage des “simples”, commence par soigner ses proches, ses voisins et pour finir le village tout entier reconnaît sa compétence et fait appel à ses services. Peu à peu sa réputation de guérisseur grandit et s'étend au-delà du département.

Passionné par cette pratique qui va devenir son métier, il choisit et cueille lui-même ses plantes, les fait sécher et les transporte ensuite à dos de mulets pour les vendre de village en village.

Par amour pour une belle et jeune Marseillaise, il décide de s'installer à Marseille, tout près du port, là où l'activité de la ville est importante, où le transit des bateaux favorise l'approvisionnement en plantes rapportées des quatre coins du monde (Moyen-Orient, Asie, Amérique).

Dès 1815, il ouvre son échoppe d'herbes et de plantes médicinales au 4 de la rue Méolan avec la devise suivante inscrite sur le fronton de la boutique : « Parcourez le précieux règne des plantes, vous trouverez tout beau, tout varié, vous puiserez toujours dans ce riche trésor et ne l'épuiserez jamais. »

Il continue toujours à aller ramasser ses plantes dans les Alpes, mais la proximité du port lui permet également d'ajouter dans sa boutique toutes sortes d'aromates et d'épices venues d'ailleurs : cannelle, clous de girofle, poivres, cardamome, badiane. Il élargit encore ainsi ses connaissances, découvre de nouvelles plantes, concocte de nouvelles recettes et devient rapidement une référence, se distinguant parmi ses nombreux confrères de l'époque. Bien souvent il conseillait les plus pauvres et leur fournissait gratuitement les herbes dont ils avaient besoin pour se soigner.

D'ailleurs dès 1815 il parlait de « la santé par les plantes », bien avant que ce slogan devienne à la mode ; sans doute était-il prédestiné à suivre cette voie lorsqu'on sait que saint Blaise est le patron des guérisseurs !

Il faut savoir qu'à cette époque, la population marseillaise faisait une abondante consommation de plantes médicinales. On se soignait presque exclusivement grâce aux tisanes composées, les autres formes galéniques étant davantage réservées aux apothicaires.

En consultant les archives, on s'aperçoit que la clientèle, au moindre petit problème de santé, pensait surtout à se "purger". C'est ce qui explique par exemple que les plantes laxatives (rhubarbe, bourdaine, cascara aloès,...) étaient très demandées. D'ailleurs lorsqu'on se plaît à déchiffrer certaines des formules anciennes de l'époque, on se croirait au beau milieu d'une scène du *Malade imaginaire* à écouter les « ordonnances » d'un Monsieur Purgon...

Cela dit, au-delà de l'anecdote, les "dépuratifs", ont toujours été très appréciés au changement de saison pour fluidifier le sang, éliminer les toxines et nettoyer les intestins. Je continue aujourd'hui encore, au sein de l'officine, à préparer le fameux « *concentré végétal dépuratif du Père Blaize* », un de nos produits maison, qui a toujours ses fidèles adeptes.

De même, nombreuses sont les tisanes, mises au point par mon aïeul, qui sont toujours fabriquées et vendues avec le même succès. Pour n'en citer qu'une, la tisane de « *longue vie* » par exemple, célèbre dans le monde entier pour soulager une vésicule paresseuse et drainer les voies hépatiques, a fêté ses 180 ans d'existence en 1995.

A ce propos, savez-vous pourquoi nous envoyons beaucoup de cette tisane en Afrique ? Au siècle dernier, prêtres et religieuses partirent en mission pour évangéliser les peuplades noires et c'est grâce à eux que la tisane de « *longue vie* », si utile pour soulager le foie des Africains continue à être utilisée et appréciée au Sénégal, en Côte-d'Ivoire, au Benin etc.

A l'époque du Père Blaize, la cueillette des plantes était entièrement manuelle. On trouvait peu de cultures de plantes médicinales et les ramasseurs récoltaient les plantes à l'état sauvage. Dans la région des Alpes par exemple, on ramassait en abondance toutes sortes de fleurs : hysope, bleuet, coquelicot, bouton d'or, bouillon blanc, mauve, guimauve, serpolet et également framboisier, fraisier, cassis, noisetier, alchémille, euphraise, reine des prés, gentiane, genépi, sureau, noyer…

UNE TRADITION FAMILIALE… DE PÈRE EN FILS… EN ARRIÈRE-PETITE-FILLE

En ce temps là, les connaissances sur les plantes restaient encore empiriques, transmises selon une tradition orale au sein même des familles.

C'est ainsi que le Père Blaize transmet tout son savoir à son fils François qui reprend sa suite en 1845. C'est Pauline, la fille de François, qui épousa Joseph Bonnabel mon arrière-grand-père, lui aussi originaire des Alpes et passionné de plantes. Tous, de père en fils ou en fille, passent leur diplôme d'herboriste jusqu'à mon grand-père, Paul Bonnabel qui décide d'ajouter à son arc la corde de pharmacien et transforme l'échoppe de son aïeul en pharmacie herboristerie à partir de 1936. Ses études de pharmacie lui ont permis d'affiner ses connaissances en botanique et surtout d'augmenter le nombre des préparations et des spécialités officinales : gouttes, pastilles et pommades du « Père Blaize » entre autres côtoient désormais les plantes séchées.

C'est d'ailleurs mon astucieux grand-père qui pendant la Seconde Guerre mondiale, face à la pénurie de tabac et donc de cigarettes, mit au point un mélange à fumer à base de barbe de maïs, tussilage en feuilles, aspérule odorante, feuille de noyer et fèves de Tonka. Une fois le mélange broyé, il en fit des cigarettes. Succès garanti, tout le monde se rue pour en avoir, tant et si bien qu'un soir à l'Alcazar, lors d'un spectacle mettant en scène deux clochards, l'un deux se baisse, ramasse un mégot et le respire en s'exclamant : « Chic, c'est un Blaize. »

Mon père, Maxence Bonnabel, pharmacien lui aussi, prend la suite en 1950 et c'est à lui que je dois ma passion pour la botanique et la pharmacognosie. Alors que j'étais toute petite, il aimait m'emmener au jardin botanique du parc Borely m'initier à la connaissance de telle ou telle plante en m'expliquant tout de ses caractères organoleptiques : son aspect, son odeur, son goût.

Lors de nos promenades dans notre petit village des Hautes-Alpes, nous ramassions ensemble de superbes bouquets et de retour au chalet familial,

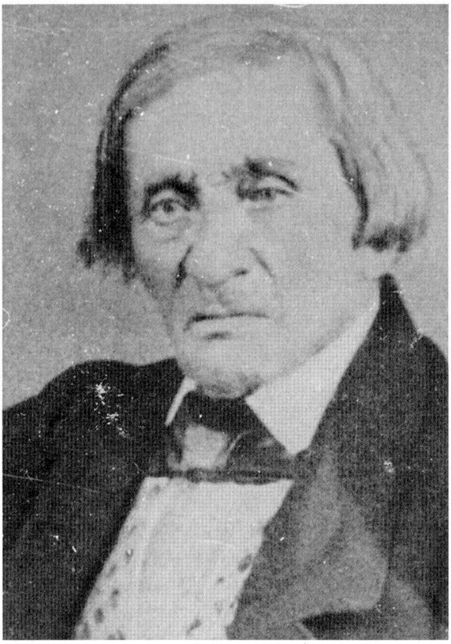

Toussaint Blaize

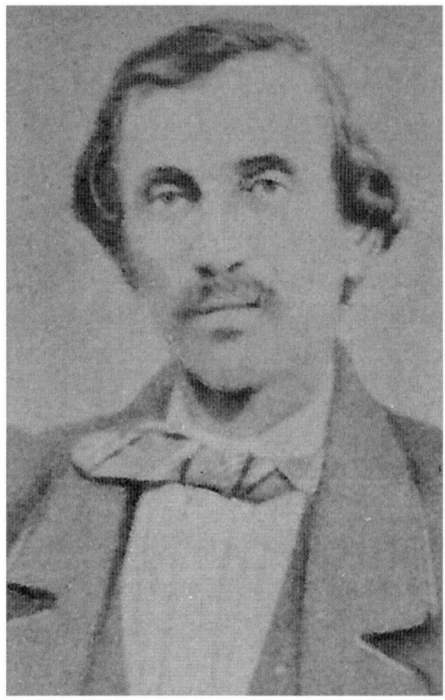

François Blaize

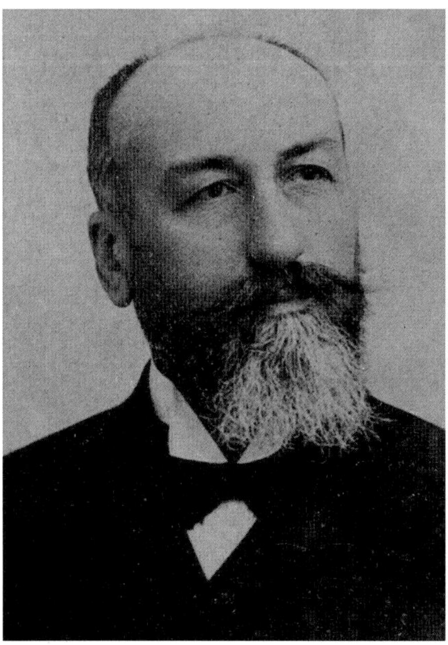

Joseph Bonnabel-Blaize

Une tradition familiale, de père en fils…

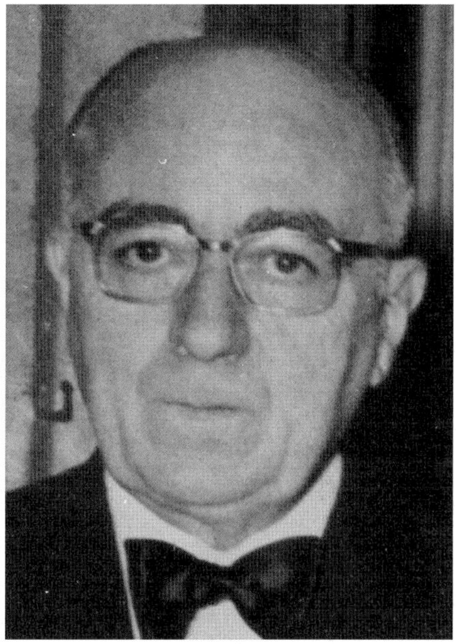

Maxence Bonnabel-Blaize

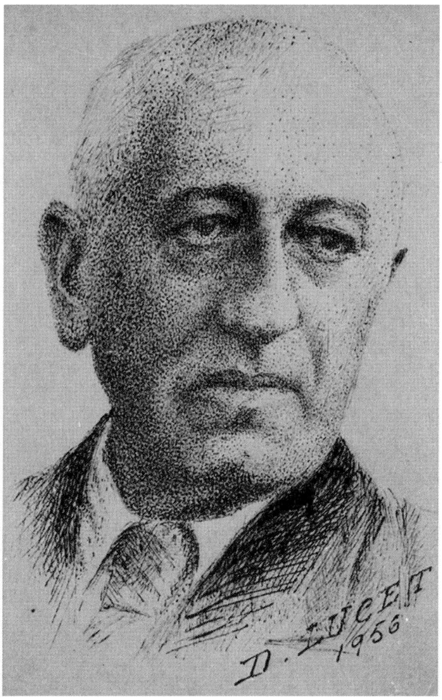

Paul Bonnabel-Blaize

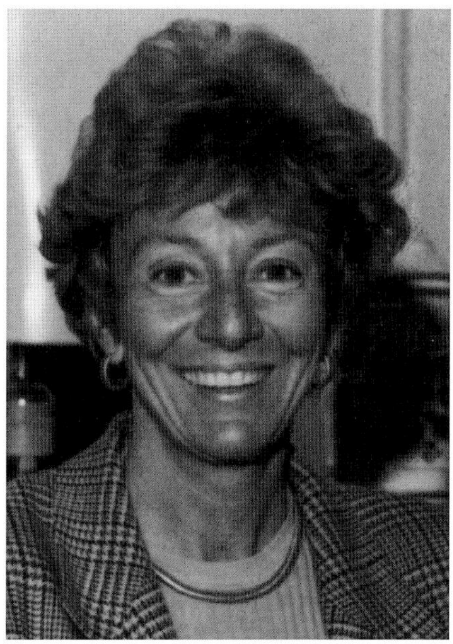

Martine Bonnabel-Blaize

en arrière-petite-fille.

nous préparions l'herbier… Mettre la plante à plat entre deux buvards afin qu'elle sèche sans noircir… Chercher ensuite sur les livres pour identifier chaque plante, sa famille et bien sûr ses propriétés. Mon père était très féru dans ce domaine et beaucoup de mes premiers souvenirs botaniques sont rattachés à cet herbier paternel.

Mon père m'amusait beaucoup en me montrant certains intitulés des nombreuses lettres qu'il recevait où l'on pouvait lire par exemple « Mon Révérend » ou encore « Mon très cher Père », analogie sûrement avec un autre abbé, célèbre pour sa Jouvence ! Je me souviens également de ces bouquets d'hysope et de serpolet que nous mettions à sécher dans le grenier, attachés par des ficelles et suspendus au plafond… Comme au temps du Père Blaize, les plantes étaient séchées sur des claies à l'abri de la lumière et à l'air,… le grenier embaumait.

« Marchande d'herbes » aujourd'hui : rien n'a changé…

Enfant, le jeudi après-midi, j'aimais me rendre dans cette pharmacie un peu particulière. L'odeur aromatique qui s'en dégageait arrivait par bouffées jusqu'à la rue de Rome. Par centaines, les senteurs se mêlaient les unes aux autres pour créer un parfum indéfinissable, qui aujourd'hui encore surprend le client ou le visiteur la première fois.

C'est une odeur forte, tenace, prenante, qui émane du mélange des feuilles froissées de menthe, de verveine, d'épices, d'aromates et d'huiles essentielles : l'eucalyptus côtoie la badiane, le camphre se mêle au benjoin, le fenouil se marie au thym et à l'origan… Ici, en un mot, tout est senteur. Nos vêtements, nos cheveux, notre corps en sont tellement imprégnés que le soir nous véhiculons sur nous ce complexe odorant, sans même nous en apercevoir. Un parfum indéfinissable disais-je, mais qui a toutefois sa marque de fabrique et une identité bien à lui, comme le montre cette petite anecdote qu'il m'amuse de vous rapporter.

Un soir, dans un autobus, alors que je me tenais debout près d'une fenêtre, le courant d'air renvoie mon odeur sur deux dames proches de moi… Elles se regardent et s'exclament : « Vé ! tu sens comme moi ! Ça sent Blaize ! »

Le plaisir olfactif avoisine le plaisir visuel. Quel bonheur que de préparer un mélange de plantes à base de fleurs de mauve, de roses pâles, de camomille, de pied de chat. Féerie des couleurs, douceur de la fleur de camomille et du pied de chat… Rien n'a changé dans le décor depuis la création en 1815. Ici toutes les choses, tous les objets ont une histoire; cela donne l'impression de passer à travers les années sans vieillir, ou presque. L'ordre des casiers en bois est le même. Ils sont usés à force d'avoir été pris, vidés et remis à leur place. Les plantes sont toujours pesées au détail, ce qui explique la confusion des senteurs, les fleurs sont froissées et exhalent leurs huiles essentielles.

Cet univers de senteurs dans lequel j'ai baigné depuis ma plus tendre enfance m'a imprégnée tout entière : chez nous, les plantes, c'est vraiment une histoire de famille.

En 1970, mon diplôme de pharmacie en poche, je pouvais enfin seconder mon père, non sans avoir, parallèlement à la poursuite de mes études, beaucoup voyagé avec toujours cette envie d'herboriser, d'en savoir plus sur la matière médicale, de voir sur pied cannelle, noix de muscade, clou de girofle (Ceylan, Seychelles), d'apprécier les fruits du badianier (Chine), de découvrir la racine d'harpagophytum (Afrique du sud) ou encore le quinquina et le lapacho (Amérique du sud).

L'aspect de la plante fraîche diffère beaucoup de l'aspect définitif de la vente au détail. En effet une fois séchée, la plante est mondée, coupée et donc plus difficile à reconnaître.

L'habitude du métier, l'œil du professionnel suffit à faire la différence dans la majorité des cas. Mais il faut toujours être vigilant, contrôler et en cas de doute, pratiquer des analyses de reconnaissance (microscope ou chromatographie à l'officine) Si le doute subsiste, ne pas hésiter à faire faire un examen en laboratoire.

Cette tradition familiale que j'évoque est valable aussi de l'autre côté du comptoir : en effet mes clients d'aujourd'hui sont les fils, filles, petites-filles et arrières-petites-filles des clients du Père Blaize. Des liens se sont tissés entre nous. Il y a un sentiment de nostalgie, de mélancolie parfois lorsque telle ou telle cliente évoque son enfance quand sa grand-mère l'amenait chez nous et en même temps un plaisir mêlé d'un sentiment de sécurité parce que « rien n'a changé ». Ils peuvent retrouver les bonbons à la guimauve, les boules de gomme véritables, la tisane de « longue vie » et les bâtons de réglisse !

Le phénomène écologiste qui perdure depuis des années a été ressenti même chez nous. En vingt ans, la clientèle, qui était surtout composée de femmes âgées, s'est considérablement rajeunie. Nous conseillons aussi bien les jeunes filles qui viennent pour la beauté de leur peau ou de leurs cheveux, que les jeunes femmes et les femmes mûres. Toutes viennent rechercher des conseils d'hygiène de vie, et l'on perçoit un désir très net de retour au "naturel".

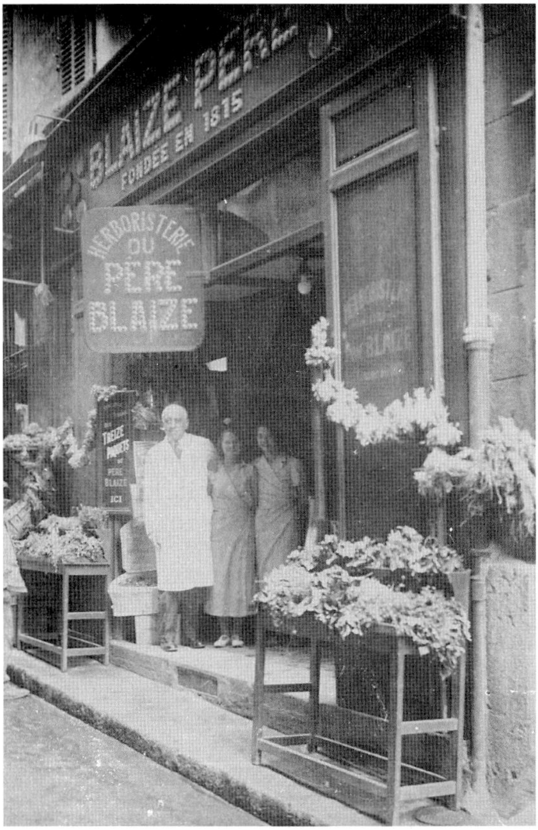

Le 4-6 de la rue Méolan :
ambiance d'hier…
et d'aujourd'hui.

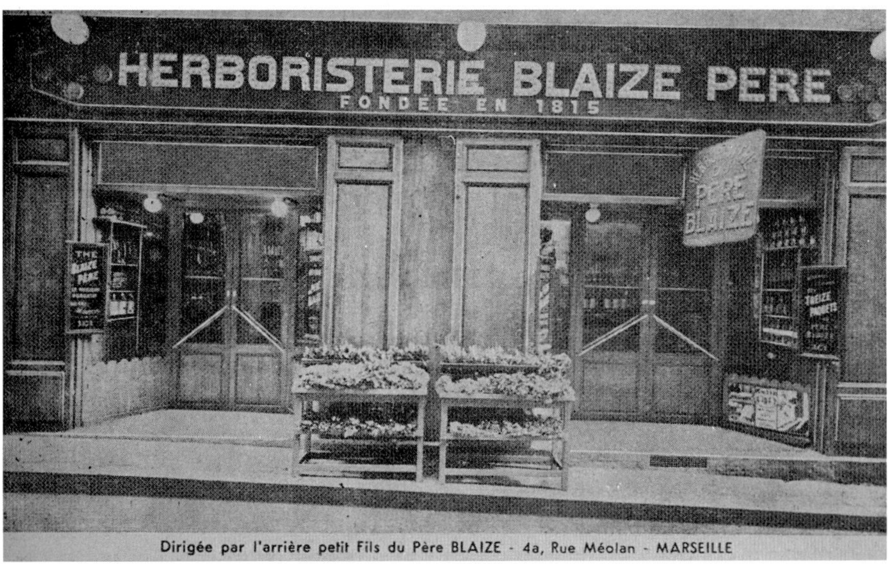

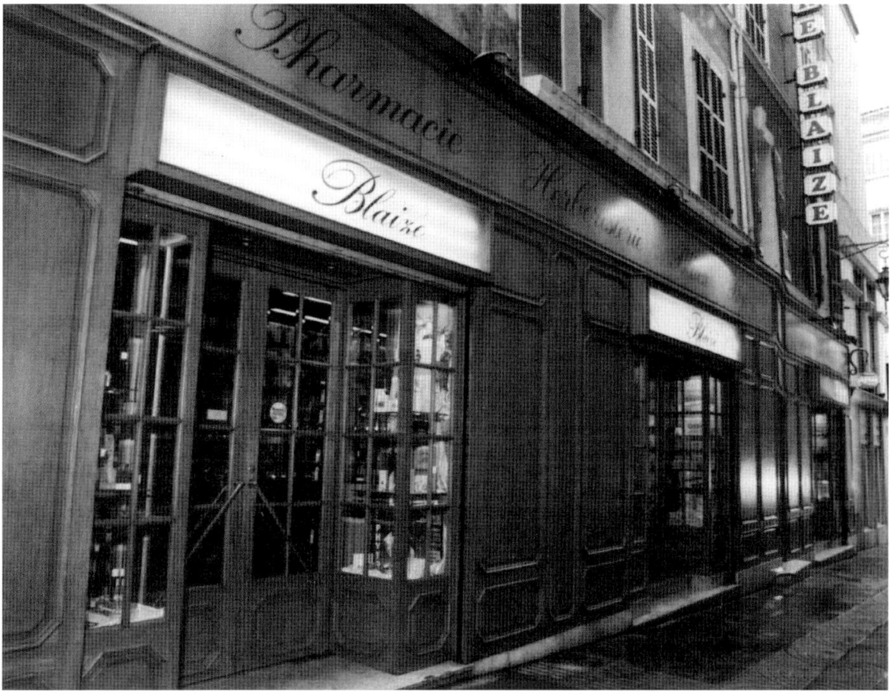
Pharmacie
Blaize
BLAIZE

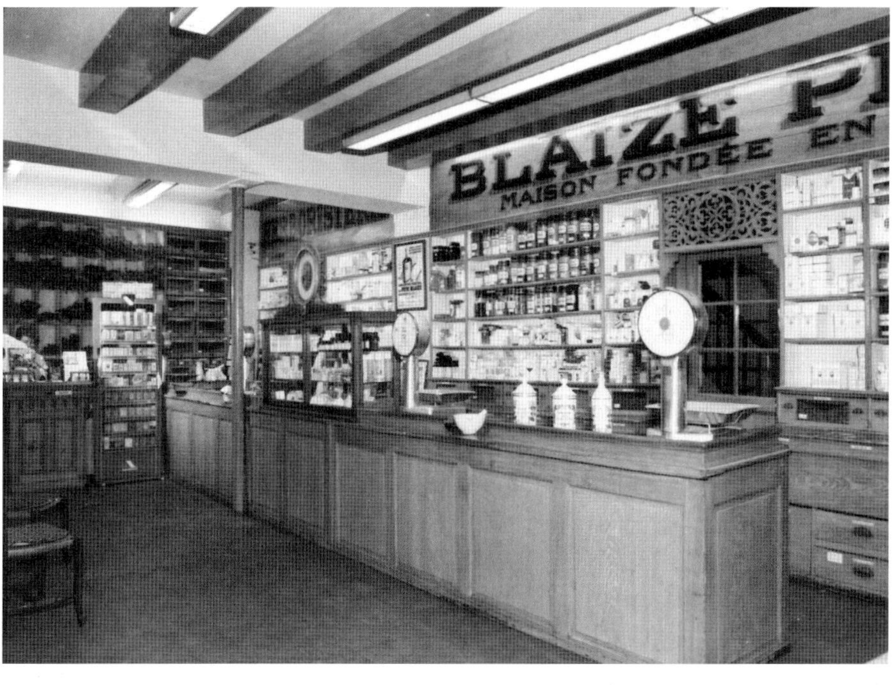
BLAIZE
MAISON FONDÉE EN

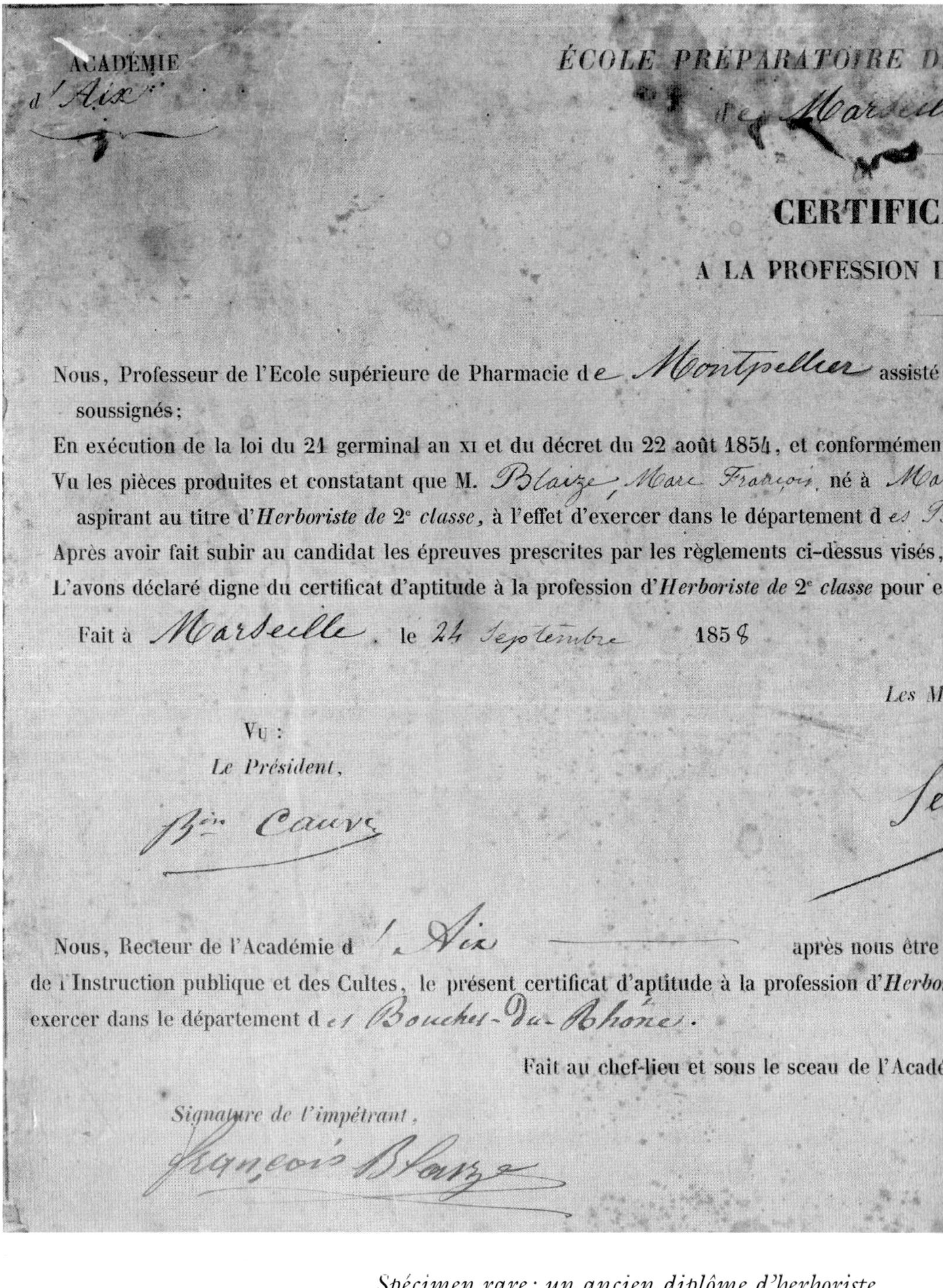

ACADÉMIE
d'Aix

ÉCOLE PRÉPARATOIRE D
de Marseille

CERTIFIC

A LA PROFESSION D

Nous, Professeur de l'Ecole supérieure de Pharmacie de Montpellier assisté
soussignés ;
En exécution de la loi du 21 germinal an XI et du décret du 22 août 1854, et conformémen
Vu les pièces produites et constatant que M. Blaize, Marc François, né à Ma
aspirant au titre d'*Herboriste de 2e classe*, à l'effet d'exercer dans le département d
Après avoir fait subir au candidat les épreuves prescrites par les règlements ci-dessus visés,
L'avons déclaré digne du certificat d'aptitude à la profession d'*Herboriste de 2e classe* pour e

Fait à Marseille, le 24 septembre 1858

Les M

Vu :
Le Président,

Nous, Recteur de l'Académie d'Aix après nous être
de l'Instruction publique et des Cultes, le présent certificat d'aptitude à la profession d'*Herbo*
exercer dans le département des Bouches-du-Rhône.

Fait au chef-lieu et sous le sceau de l'Acadé

Signature de l'impétrant,
François Blaize

Spécimen rare : un ancien diplôme d'herboriste.

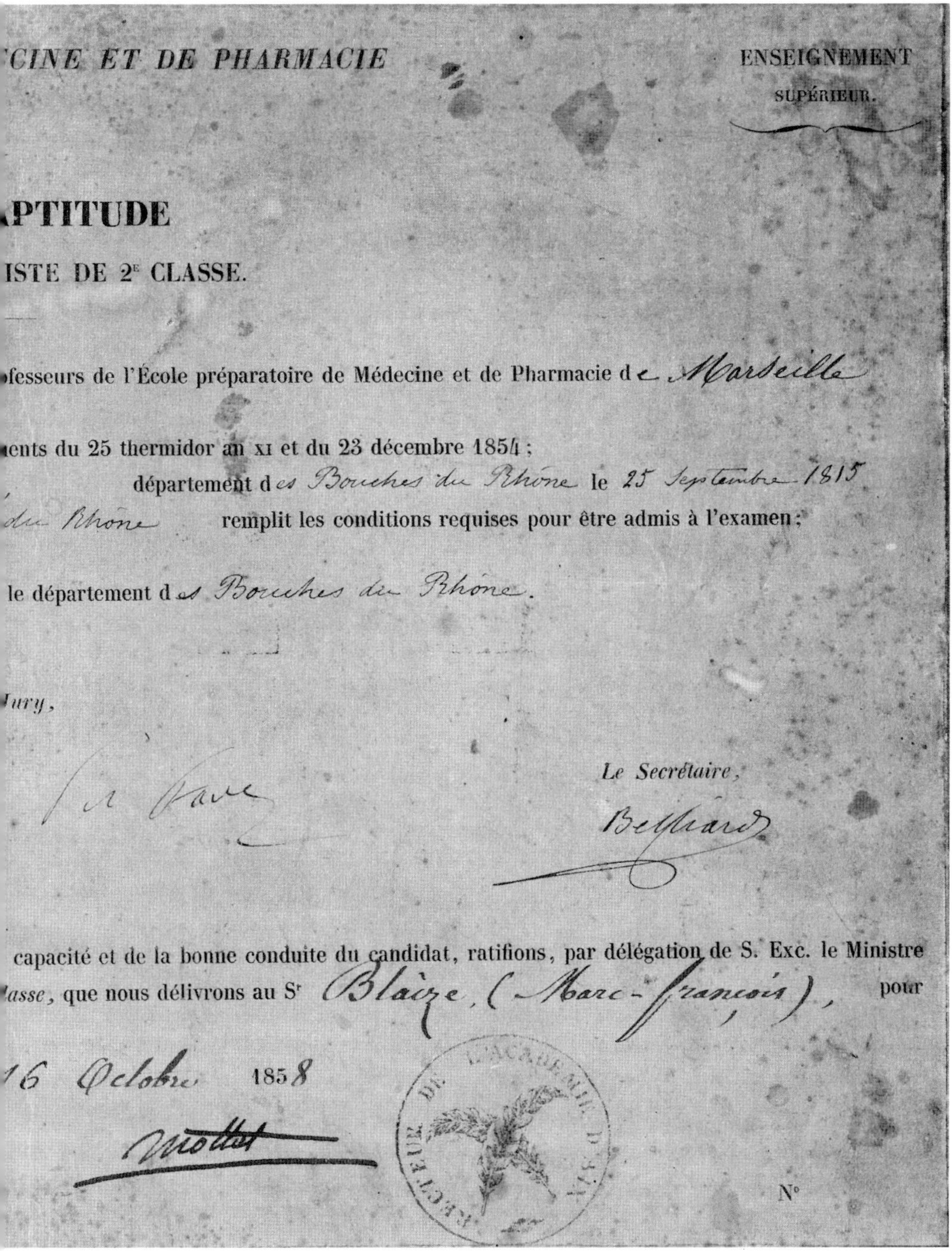

…CINE ET DE PHARMACIE

ENSEIGNEMENT SUPÉRIEUR.

…PTITUDE

…ISTE DE 2e CLASSE.

…fesseurs de l'École préparatoire de Médecine et de Pharmacie de Marseille

…ents du 25 thermidor an xi et du 23 décembre 1854 ;

département des Bouches du Rhône le 25 Septembre 1815

…du Rhône remplit les conditions requises pour être admis à l'examen ;

…le département des Bouches du Rhône.

…Jury,

Le Secrétaire,

Belliard

…capacité et de la bonne conduite du candidat, ratifions, par délégation de S. Exc. le Ministre …lasse, que nous délivrons au Sr Blaize, (Marc-François), pour

…16 Octobre 1858

Mottet

RECTEUR DE L'ACADÉMIE D'AIX

N°

Il a été supprimé en 1941.

La notion de tisane n'est plus désuète, ou obsolète. Elle ne véhicule plus l'image d'une personne empoussiérée et vieillotte et l'on peut, jeune ou moins jeune, venir chercher sa tisane du soir (calmante et digestive) sans passer pour "ringard". Et aujourd'hui on peut boire une tisane pour le plaisir, d'autant qu'il est toujours possible d'améliorer son goût par adjonction de bois de réglisse (sauf en cas d'hypertension), de grains d'anis et de fenouil.

Personnellement j'aime bien offrir aux amis venant dîner chez moi une tisane du soir qui est aussi jolie à voir qu'à boire. Elle se compose de boutons de rose et d'oranger, de feuilles de citronnelle et de verveine odorante ; elle a un effet digestif et apaisant, idéal pour éviter les alcools forts d'après repas.

Profession : herboriste

L'utilisation des plantes médicinales est vieille comme le monde. Depuis les temps les plus reculés, l'homme a cherché parmi les végétaux sa nourriture et ses remèdes ; il a aussi appris, à ses dépens, à discerner les plantes toxiques. Toutes ces connaissances, transmises oralement dans un premier temps, l'ont été ensuite à travers divers écrits et il existe des traces de l'emploi des plantes comme remèdes dans les plus anciennes civilisations.

Les premiers textes mentionnant des drogues végétales datent de 4 000 ans av. J.-C. Les Egyptiens quant à eux (vers 1 600 av. J.-C.) utilisaient les plantes pour soigner et le célèbre *Papyrus Ebers* traitait des maladies et de leurs remèdes végétaux.

Plus près de nous, les Grecs ont laissé des descriptions botaniques précises et le traité de Dioscoride (77 ap. J.-C.), intitulé *De Materia Medica*, inventorie 500 drogues d'origine végétale, animale et minérale. Cet ouvrage s'est répandu dans le monde romain et arabe, y exerçant une grande influence jusqu'à la fin du Moyen Age.

La profession d'herboriste est réglementée depuis le XIIIe siècle. A la suite des croisades, les droguiers s'enrichissent d'épices et de plantes d'origine orientale. A cette époque et presque jusqu'au XVIIIe siècle, l'alchimie règne sur toute l'Europe occidentale : on recherche la pierre philosophale, l'élixir universel ! Les pratiques de magie et de charlatanisme font subir à la médecine un temps d'arrêt.

Cependant la découverte de la route maritime des Indes (Vasco de Gama, 1498) et celle de l'Amérique (Christophe Colomb, 1492) firent connaître des drogues nouvelles (cacao, thé, café). Médecine et pharmacie commençaient à se soustraire à l'empirisme pour entrer dans le domaine de l'expérimentation.

Paracelse, médecin suisse du début du XVIe siècle, est considéré comme le père de la pharmaco-chimie. Il fut l'un des premiers à vouloir extraire les « principes actifs végétaux ». C'est lui également qui mit au point la fameuse « théorie des signatures », basée sur la croyance que l'aspect et la couleur de chaque plante indiquent ses propriétés médicinales. Deux exemples qui illustrent cette théorie : la chélidoine, à latex jaune, rappelle la bile et donc est bonne pour drainer les voies hépatiques. La pulmonaire, dont les feuilles tachées de blanc rappellent le tissu pulmonaire, est prescrite pour soulager les maladies des voies respiratoires.

Des jardins botaniques sont créés : celui de Nicolas Houel, apothicaire épicier (1580) est fort célèbre à Paris. On acquiert une connaissance plus précise du monde végétal. C'est le grand botaniste suédois Linné (1707-1778) qui établit la description et la classification systématique des plantes.

Mais ce n'est que vers la fin du XVIIIe siècle que l'on commence à extraire des végétaux certains principes chimiques définis. Pelletier et Caventou isolent la quinine de l'écorce de quinquina en 1820. Leroux extrait la salicine de l'écorce de saule en 1830. Nativelle isole la digitaline de la digitale pourpre en 1868. Les progrès de la chimie permettent alors de connaître la composition des végétaux et de dégager peu à peu la notion de “principes actifs”.

C'est ainsi que sont apparus les trois aspects de la matière médicale moderne : l'examen botanique des drogues, l'étude de leur composition chimique, l'étude de leur activité physiologique qui conditionne leur emploi en thérapeutique.

Depuis plus de quarante ans nos connaissances sur les végétaux se sont considérablement accrues. Mais il reste toujours un champ immense d'investigations possibles. Malgré les progrès de la chimie qui a permis l'isolement des principes actifs ainsi que parfois leur synthèse totale, les végétaux ont gardé leur importance.

En effet, **l'action de la plante n'est pas toujours celle du produit isolé.** Le médicament végétal, originaire de la matière vivante est généralement mieux **toléré** par l'organisme que de nombreuses substances de synthèse, physiologiquement très actives, mais dont les effets secondaires sont parfois imprévisibles.

Le monde végétal offre à la thérapeutique des matières premières abondantes et variées, dont les ressources sont loin d'être complètement exploitées. La phytothérapie est de plus en plus d'actualité et a subi de profondes modifications quant à ses modes d'utilisation.

CUEILLETTE-RAMASSAGE-RÉCOLTE

Les plantes médicinales utilisées en pharmacie-herboristerie sont, soit des plantes sauvages spontanées, dites plantes de « cueillette », soit des plantes de « culture ». Elles sont « *indigènes* » quand elles figurent dans les flores de France, « *acclimatées* » quand elles ont été introduites dans notre pays ou « *exotiques* » quand elles proviennent de l'étranger – mais pas forcément des pays chauds.

Les plantes de cueillette

La récolte des plantes sauvages couvrait autrefois la presque totalité des besoins de la thérapeutique. Elle est aujourd'hui insuffisante pour beaucoup de drogues. La cueillette reste cependant importante quand les peuplements naturels sont abondants et denses comme par exemple : le boldo du Chili, la matricaire de Hongrie, l'eucalyptus d'Australie.

En France, la cueillette couvre partiellement les besoins pour quelques plantes dont les gîtes naturels sont nombreux et d'accès facile : la digitale pourpre dans les Vosges, la gentiane dans les Alpes, le Jura ou le Massif central.

La cueillette se pratique également lorsque la demande réduite ne justifie pas la culture (chiendent, douce-amère, sureau, salicaire, myrtilles).

Enfin lorsque la culture s'avère difficile, on a obligatoirement recours aux plantes spontanées. C'est le cas pour le gui, la fougère mâle, l'anémone pulsatille. Petit inconvénient, on aboutit parfois à la dévastation des gîtes, comme pour le droséra par exemple (plante aux propriétés anti-tussives utilisée dans la fabrication de sirop pectoral) qui a pratiquement disparu en France alors qu'il est encore récolté en Europe centrale.

Les plantes de culture

La culture de certaines plantes a été motivée à cause d'une demande accrue en matière par exemple de végétaux à huiles essentielles tels que la menthe, la lavande ou la camomille romaine.

Parfois, la culture peut se faire dans des régions très éloignées du pays d'origine : le séné par exemple, originaire d'Arabie, est cultivé dans le sud de l'Inde. Le quinquina, natif des Andes est cultivé à Java ainsi qu'en Afrique tropicale.

La culture présente de nombreux avantages. En effet les semences étant sélectionnées au départ, on obtient une matière première abondante et de bonne qualité. Par ailleurs, les plantes ont toutes le même état de maturité lors de la récolte, qui est ainsi facilitée et parfois mécanisée, d'où une réduction du coût de la main d'œuvre. Enfin le séchage se pratique dans de bonnes conditions grâce à un matériel moderne, des séchoirs à air chaud entre autres.

Voici une liste des principaux centres de culture en France à l'heure actuelle :

— dans le Nord : mauve, guimauve, bouillon blanc,

— dans l'Ouest (région de Chemillé) : camomille romaine, mélisse, menthe poivrée, hysope, artichaut…,

— dans le Sud-Ouest : le pin des Landes qui fournit la térébenthine,

— en Seine-et-Oise (à Milly) : menthe poivrée, menthe douce, valériane, angélique, digitale,

— dans le Centre : aunée, bouillon blanc, hysope,

— en Provence (notamment autour de Saint-Rémy) : toutes les herbes aromatiques (thym, romarin…), les plantes à huiles essentielles (marjolaine, sauge), les plantes à mucilage (psyllium, graines de lin),

— dans le Vaucluse et la Drôme : tilleul, lavande, lavandin, aspic,

— dans les Alpes-Maritimes (Grasse) : rose, jasmin, oranger doux, oranger amer.

Récolte des plantes médicinales

La teneur en principes actifs d'une plante varie avec l'organe considéré, mais aussi avec l'âge de la plante, l'époque de l'année et même l'heure de la journée ! Les pharmacopées tiennent compte de ce fait, en précisant à quelle période doivent être ramassées telles ou telles plantes, mais également selon qu'il s'agit de graines, de racines, de fleurs ou de feuilles à prélever.

Sachez que :

— les **écorces** se récoltent à la montée de la sève, c'est-à-dire au printemps et jusqu'au début de l'été, mais avant la floraison.

— les **organes souterrains** tels que racines, rhizomes et tubercules se récoltent en dehors de la période de pleine végétation, de façon à ce qu'ils soient plus riches en constituants actifs. L'arrachage se fait généralement à la pioche, il est souvent pénible, par exemple pour la gentiane et la salsepareille. Les racines sont secouées et brossées pour enlever la terre. Il est parfois nécessaire de les laver (valériane) lorsque le chevelu des racines retient une trop forte quantité de terre. Les grosses racines sont souvent coupées en rondelles ou fendues longitudinalement pour faciliter leur dessiccation ultérieure. C'est le cas de la racine d'aunée, de la gentiane, de la rhubarbe, du colombo. Parfois elles sont pelées, c'est-à-dire privées de leur suber (guimauve, gingembre, réglisse).

— les **tiges** seules sont rarement ramassées, avec une exception toutefois pour la douce-amère.

— le **bois** est prélevé dans de rares cas comme par exemple le camphrier que l'on ramasse pour sa richesse en camphre lequel s'accumule au cours du vieillissement de l'arbre. L'exploitation d'une plantation de camphriers ne se fait qu'après 40 ou 50 ans !

— les **bourgeons**, surtout le pin, les ronces, le théier, le peuplier.

— les **feuilles** : pour les plantes herbacées, on récolte les feuilles avant épanouissement des fleurs, mais surtout on pratique 2 à 3 cueillettes par an. Chez le théier on ne récolte que les bourgeons et les jeunes feuilles, alors que chez l'eucalyptus, seules les grandes feuilles falciformes des rameaux âgés sont utilisées. La cueillette des feuilles se fait généralement à la main. Parfois on coupe les rameaux entiers au sécateur, puis on détache ultérieurement les feuilles à la main (feuilles mondées) : séné, maté, frêne, bouleau...

— les **sommités fleuries** : fréquemment utilisées, elles sont coupées à la faucille et constituent la forme "bouquets" de plantes à essences comme les lavandes, absinthe, origan... Dans les grandes exploitations, on utilise des machines agricoles (faucheuses, moissonneuses), elles sont également récoltées au sécateur sur les arbustes (aubépine).

— les **fleurs** : elles sont souvent cueillies en boutons (roses pâles du Maroc, roses rouges de Provins, oranger bigaradier). Parfois on préfère ramasser les fleurs au fur et à mesure de leur épanouissement (camomille romaine, mauve, guimauve). Chez le tilleul, on cueille l'inflorescence accompagnée de sa bractée. Chez le coquelicot, on ramasse seulement les pétales. Chez le safran, on récolte le stigmate et ce, tout à la main : c'est un mode de récolte très délicat.

— les **fruits** : les fruits secs sont cueillis à maturité presque complète, mais avant qu'ils ne se détachent spontanément. On fauche ainsi les ombelles d'anis, fenouil, carvi, angélique, quand elles commencent à jaunir. Ensuite on les bat et on les vanne. Les cônes de cyprès, les citrons sont récoltés encore verts ; la vanille est ramassée avant maturité ; les cassis, airelles, myrtilles à maturité.

— les **graines** : elles doivent être bien mûres. Si elles sont enfermées dans des fruits déhiscents, il ne faut pas attendre que ceux-ci s'ouvrent spontanément. (moutarde, lin, psyllium…). Seuls les marrons d'Inde se ramassent sur le sol. Quand les graines proviennent de fruits charnus, il faut les débarrasser de la pulpe qui les enveloppe (noix de muscade, noix de kola, fèves de cacao).

Conservation et stockage

Les plantes récoltées contiennent une proportion importante d'eau, variable avec l'organe considéré : les racines contiennent entre 70 et 85 % d'eau, les fleurs jusqu'à 90 %, les algues environ 95 %, les écorces de 40 à 50 %.

Une récolte par temps sec facilite le séchage ultérieur et la conservation de la plante. En pharmacie-herboristerie, les plantes sont rarement utilisées à l'état frais, sauf pour les :

— extractions d'huiles essentielles : thym, lavande, romarin…

— préparations d'alcoolatures (macération de la plante fraîche dans l'alcool).

— SIPF ou suspensions intégrales de plantes fraîches (procédé moderne existant depuis à peine une dizaine d'années).

Le séchage

En règle générale et la plupart du temps se pose le problème de la conservation des drogues végétales. On s'efforce de maintenir autant que possible l'intégrité des principes actifs, tels qu'ils existent dans la plante fraîche. On y parvient grâce à une bonne dessiccation.

Le séchage à l'ombre et à l'abri est le meilleur procédé artisanal et pour le "ramasseur du dimanche", la forme de séchage la plus facile à mettre en pratique ! On suspend les drogues coupées en petits bouquets, on les dispose à cheval sur des fils de fer (séchage en guirlande). Dans notre région, on pratique ainsi pour les bouquets de thym, romarin, sarriette, fenouil, sauge, origan, serpolet. Selon les parties de plantes, on sèche aussi en étalant en couche mince sur des toiles ou des claies. De temps en temps, on remue les plantes en les retournant. C'est un type de séchage un peu long et qui ne peut être pratiqué pour des volumes de plantes importants.

Le séchage par l'air chaud et sec se pratique grâce à des séchoirs à température et ventilation réglables. Pour 100 kg de plantes fraîches, il faut enlever entre 65 et 80 kg d'eau. Cette eau s'élimine lentement et il faut envoyer régulièrement de nouveaux volumes d'air sec dans le séchoir.

Pour les plantes médicinales, on emploie des séchoirs "à tunnel". A l'intérieur du tunnel se trouvent des rails sur lesquels glissent des chariots portant chacun plusieurs cadres-séchoirs composés de tamis superposés. La température de dessiccation est variable suivant la partie de la plante à sécher : 20° à 40° pour les sommités et les feuilles ; 60° à 70° pour les écorces et les racines.

Une plante bien séchée devient cassante et friable, surtout en ce qui concerne les feuilles et les tiges. Les fleurs, elles, doivent conserver une belle couleur (ne pas noircir) et rester souple. La camomille romaine par exemple, de récolte récente, doit rester douce au toucher, d'un beau blanc ivoire. Elle ne doit pas perdre ses capitules. Dans le cas contraire, cela indique un vieillissement de la plante provenant d'une récolte ancienne. La verveine, la menthe poivrée doivent conserver leurs feuilles d'un beau vert et lorsqu'on les froisse, elles doivent exhaler un fort parfum, car leurs huiles essentielles sont volatiles. Une plante ancienne n'aura donc plus d'odeur ni de saveur.

Conservation des plantes médicinales

Les plantes sont stockées dans des sacs de papier kraft marron ou dans des sacs de jute, qu'on étale sur des rayonnages métalliques aérés. Au fur et à mesure des arrivages, on attribue aux plantes un numéro de lot et la date de leur récolte.

Chez soi, il faut éviter de stocker les plantes dans des boîtes en plastique ; préférer de beaucoup des bocaux de verre ou des boîtes métalliques, les plantes conserveront plus longtemps leur arôme. Eviter également les sources de chaleur trop importantes ou les endroits trop humides. En effet humidité et chaleur font mauvais ménage avec la conservation des plantes.

En règle générale, on se doit de **renouveler chaque année son stock de plantes médicinales**. Une exception cependant pour l'écorce de bourdaine, qui est stockée un an après récolte avant d'être mise à la vente, afin que l'écorce perde ses propriétés trop irritantes pour les intestins. Au bout d'un an de conservation les dérivés anthranoliques de l'écorce de bourdaine se sont transformés en dérivés anthraquinoniques, bien moins agressifs pour la muqueuse intestinale.

UTILISATION ET MODE PRÉPARATOIRE DES PLANTES MÉDICINALES

Ce que nous appelons couramment une « tisane » peut se préparer de différentes façons selon que l'on utilise des feuilles, des fleurs, des racines ou des écorces. En principe on distingue trois grands modes d'utilisation : l'infusion, la décoction, la macération.

— **l'infusion** : elle consiste à faire agir de l'eau portée à ébullition sur des plantes coupées (principalement fleurs, feuilles, sommités) pendant un certain temps, généralement entre 10 et 20 minutes.

— **la décoction** : on verse les plantes une fois que l'eau bout et on maintient l'ébullition pendant au moins 15 à 20 minutes On arrête le feu et on laisse reposer encore 1 heure. Cette technique s'applique surtout aux écorces et à certaines racines.

— **la macération** : on met les plantes au contact de l'eau froide plusieurs heures durant. Valable pour certaines racines (réglisse, harpagophytum), ce procédé s'applique bien plus souvent à la préparation des vins apéritifs… encore que là, on utilise un autre véhicule que l'eau !

En règle générale, la posologie est la suivante :

— 1 cuillère à café pour 1 tasse à thé d'eau

— 1 cuillère à soupe pour 1 bol d'eau

— 3 cuillères à soupe pour 1 litre d'eau.

Attention : *on ne doit pas préparer une tisane pour plusieurs jours (même conservée au réfrigérateur). Le maximum de temps de conservation toléré est de 24 heures. Au-delà il y a risque de fermentation de la tisane.*

Il est indispensable de respecter la posologie et le mode de préparation (surtout le temps d'infusion et de décoction). Contrairement à ce qu'on pourrait croire, ce n'est pas en faisant infuser plus longtemps les plantes que l'on obtiendra un meilleur résultat.

Je vous livre ci-après une liste des plantes les plus utilisées de façon générale (tilleul, verveine, camomille romaine, guimauve fleurs, aubier de tilleul, anis vert, badiane, fenouil, fucus, valériane, oranger, réglisse, passiflore, boldo, artichaut, harpagophytum, ortie, prêle, maïs, bouleau, chiendent, pissenlit, vigne rouge, aubépine…). Dans cette liste forcément limitative, on retrouve les demandes majeures du public (mincir, digérer, éliminer, calmer, dormir, soulager les douleurs articulaires, améliorer la circulation.

NB : *avant de faire une infusion ou une décoction, rincer les plantes sous l'eau froide dans une passoire afin d'éliminer toute trace de terre.*

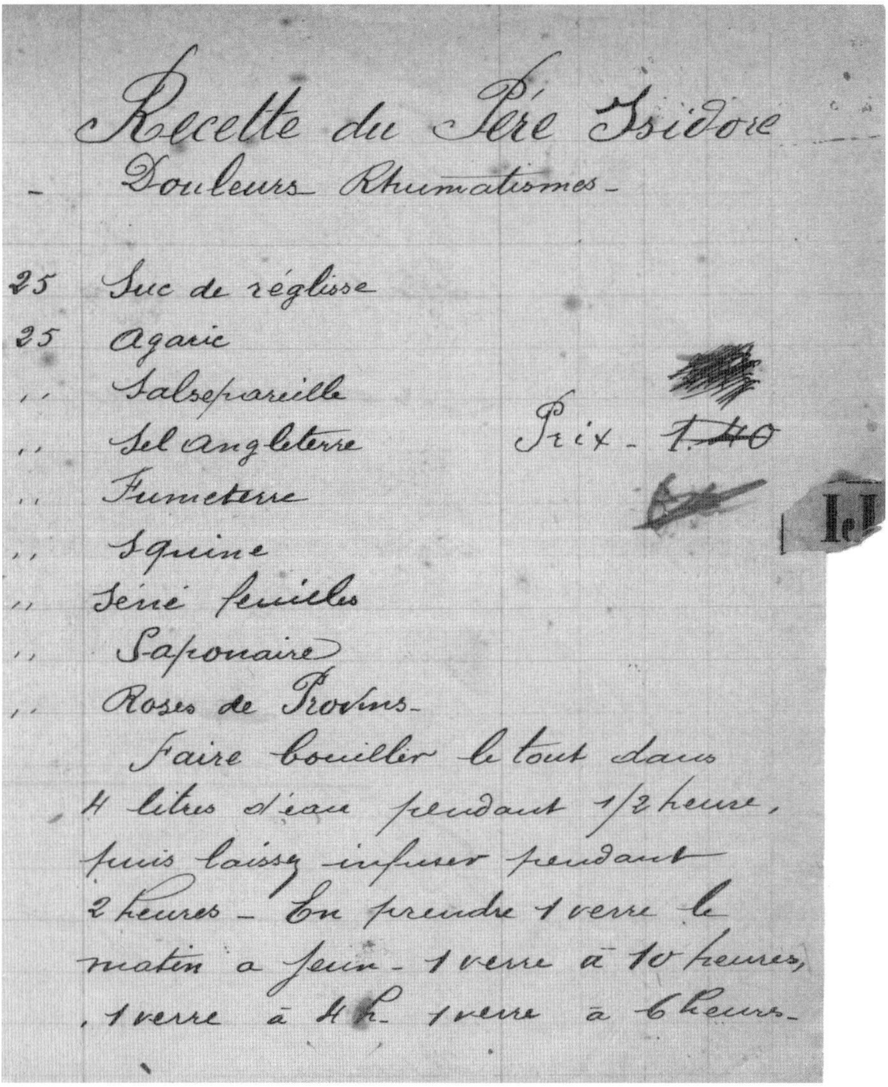

Recette du Père Isidore
- Douleurs Rhumatismes -

25 Suc de réglisse
25 Agaric
" Salsepareille
" Sel Angleterre — Prix - ~~1.40~~
" Fumeterre
" Squine
" Séné feuilles
" Saponaire
" Roses de Provins -

Faire bouiller le tout dans 4 litres d'eau pendant 1/2 heure, puis laissez infuser pendant 2 heures - En prendre 1 verre le matin à jeun - 1 verre à 10 heures, 1 verre à 4 h - 1 verre à 6 heures -

Vieilles formules manuscrites du Père Blaize.

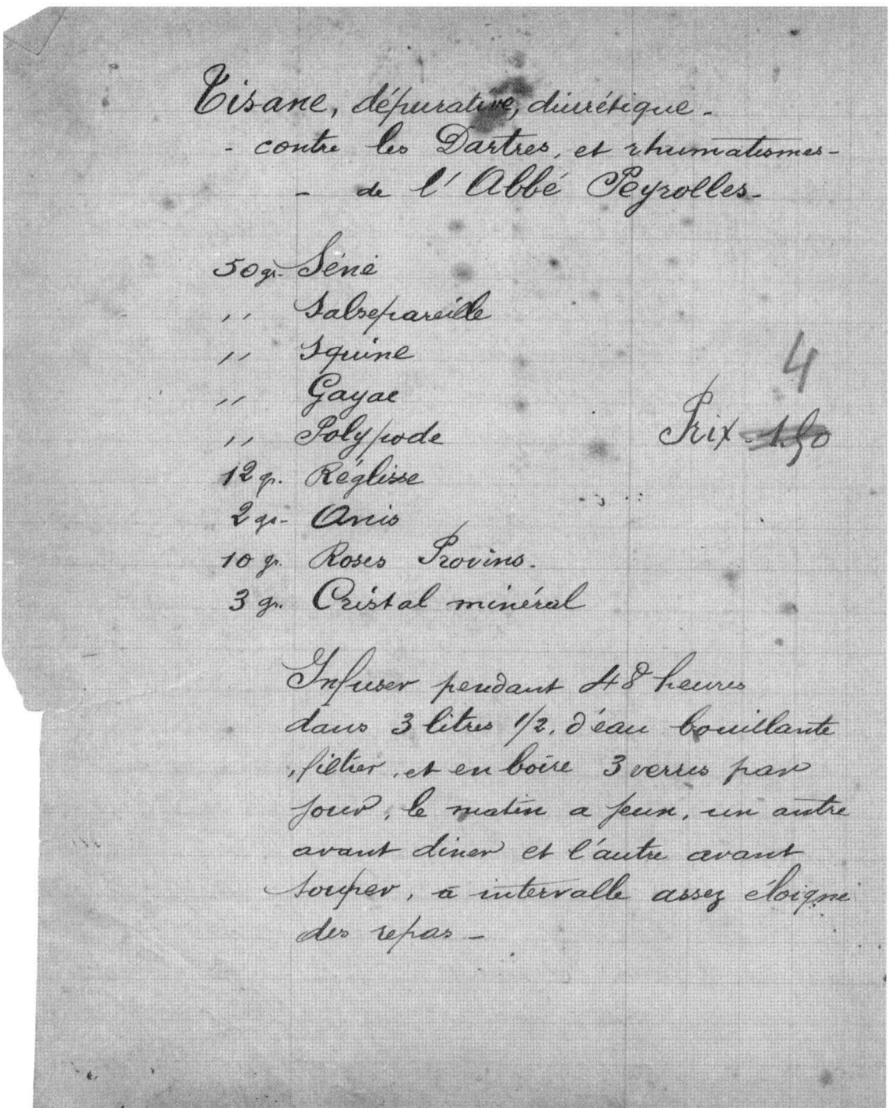

Tisane, dépurative, diurétique -
- contre les Dartres, et rhumatismes -
- de l'Abbé Peyrolles -

50 gr. Séné
" Salsepareille
" Squine
" Gayac
" Polypode   Prix ~~1,50~~ 4
12 gr. Réglisse
2 gr. Anis
10 gr. Roses Provins.
3 gr. Cristal minéral

Infuser pendant 48 heures dans 3 litres 1/2, d'eau bouillante, filtrer, et en boire 3 verres par jour, le matin a jeun, un autre avant diner et l'autre avant souper, a intervalle assez éloigné des repas -

PETIT HERBIER DES PLANTES DE PROVENCE... À MA FAÇON

Parmi les plantes typiquement provençales, la famille dominante est celle des labiées. Son nom est dû à la forme des fleurs qui ressemblent à de petites lèvres. On y retrouve : le thym, le romarin, la sarriette, la lavande, le serpolet, la sauge, l'origan et le basilic.

Quatre autres familles complètent cet herbier : celle des ombellifères où l'on retrouve le fenouil, celle des composées avec l'estragon, celle des liliacées avec l'ail, celle des lauracées avec le laurier.

a. Les labiées

• **Le basilic ou *occimum basilicum***

Petite plante herbacée originaire des Indes au parfum fort et dont le nom local est "pistou". Il ne se trouve pas à l'état sauvage chez nous, mais s'acclimate très bien dans notre région.

Le basilic pris en infusion (à raison de 5 g par tasse et en laissant infuser 10 minutes) après les repas facilite la digestion et enlève les spasmes. Le basilic est très riche en huile essentielle qui lui confère son arôme chaud et épicé.

Il se marie avec la cuisine provençale et italienne : on le retrouve associé à l'ail, aux tomates, aux aubergines.

• **la lavande ou *lavendula vera***

Qui ne connaît ses petites fleurs bleues et son parfum si caractéristique et représentatif de la Provence dans le monde entier ?

Son infusion est calmante, antispasmodique, mais son goût prononcé de parfum la rend difficile à absorber.

On retrouve ses propriétés calmantes en l'utilisant par diffusion. Il a été prouvé qu'un enfant dort mieux dans une chambre où l'on diffuse de l'huile essentielle de lavande.

En usage externe, l'huile essentielle est fort appréciée de ceux qui souffrent de douleurs articulaires (on masse la région douloureuse avec l'essence pure). Elle est fort utile également pour soigner petits bobos, piqûres d'insectes, brûlures du 1er degré. Les ramasseurs de lavande ont constaté que leurs plaies occasionnées par des coupures ne s'infectaient jamais. De même, ils sont rarement piqués par les abeilles, l'huile essentielle de lavande les protège !

L'utilisation culinaire de la lavande est récente et certains restaurateurs ont créé des recettes fort agréables, comme par exemple la fabrication de sorbets. Mais la lavande est surtout consommée sous forme de miel auquel elle apporte son parfum et ses propriétés apaisantes.

• **L'origan ou *origanum vulgare***

Neuf personnes sur dix ne savent pas son nom et l'appellent marjolaine. Ce sont en effet deux plantes très proches, mais avec quelques petites différences.

Origan	*Marjolaine*
état sauvage	cultivée
fleurs roses	fleurs blanches
forte odeur	odeur plus douce
utilisation principalement culinaire	utilisation davantage médicinale

L'origan se ramasse de juin à septembre quand il est fleuri. On en fait de petits bouquets que l'on suspend pour les faire sécher à l'abri de la lumière et dans un endroit aéré. Un fois les bouquets bien secs, briser les sommités fleuries entre ses doigts et les conserver dans des bocaux de verre. Vous avez ainsi votre réserve d'herbe à pizza pour l'année.

L'origan (oregano en italien) est plus communément appelé « réga » en Provence. On le retrouve sur les pizzas, dans les sauces tomates, dans les pâtes.

En infusion il a des vertus digestives, son huile essentielle a un fort pouvoir bactéricide mis à profit dans de nombreuses infections.

• **Le romarin ou *rosmarinus officinalis***

Ses lettres de noblesse datent du XVIIe siècle quand la reine de Hongrie le rend célèbre en inventant sa fameuse “eau de Jouvence”. Il ne se ramasse jamais quand il est fleuri (tout comme le thym) car alors il se conserve mal et ses fleurs deviennent brunes. D'autre part l'activité du romarin réside dans ses feuilles – contrairement aux idées bien ancrées chez certains Provençaux – qui sont très riches en huile essentielle à odeur camphrée. Vous pouvez donc ramasser le romarin toute l'année sauf quand il est fleuri.

Fort utilisé en infusion (5 g par tasse à thé d'eau bouillante, laisser infuser 10 minutes, filtrer, boire 1 tasse le matin à jeun pendant des cures de 20 jours renouvelables), c'est un excellent draineur des voies hépatiques car il est à la fois cholagogue (c'est-à-dire qu'il provoque l'excrétion biliaire) et cholérétique (c'est-à-dire qu'il augmente la sécrétion biliaire). Le romarin est également stimulant et antiseptique. En usage externe, son huile essentielle entre dans la fabrication de préparations contre les douleurs rhumatismales, dans des lotions capillaires pour stimuler la repousse et également dans de nombreuses eaux de toilette.

En cuisine sa saveur se marie tout autant avec les viandes blanches que rouges.

• **La sarriette ou *satureia montana***

C'est notre pèbre d'aï, plante du soleil qui embaume dans nos collines. Ses feuilles vertes sont piquantes et ses fleurs blanches. Son odeur aromatique est très forte. Prise en infusion elle a des vertus stimulantes et toniques, avec par exemple la réputation d'être aphrodisiaque dans la mesure où elle stimule la production d'hormones mâles.

Elle s'utilise soit en infusion, soit en huile essentielle (5 à 6 gouttes par jour maximum).

En cuisine elle est un précieux condiment qui rend les féculents plus digestibles par ses propriétés carminatives (c'est-à-dire facilitant l'expulsion des gaz de l'intestin). Grâce à son pouvoir antibiotique, elle permet aux tubes digestifs les plus fragiles de tolérer les viandes faisandées (gibier). Sa saveur aromatise également délicieusement les fromages de chèvre.

• **La sauge ou *salvia officinalis***

C'est l'herbe sacrée des anciens. Son nom vient du latin *salvare*, c'est-à-dire sauver. En infusion on utilise davantage une sauge d'implantation (via la Grèce principalement) à la saveur plus forte et qui est difficilement utilisable en cuisine.

La sauge soulage les troubles liés à la ménopause, notamment les bouffées de chaleur avec sudation importante. Elle a également des propriétés digestives et stomachiques.

En usage externe sous forme de bains de mains et de pieds, elle peut freiner une transpiration excessive. Elle a également des propriétés antiseptiques et cicatrisantes (bains de bouche contre les aphtes ou les gencives sensibles).

Son utilisation en cuisine est typiquement provençale : on la retrouve dans l'aïgo boulido, soupe à base d'ail et de sauge fraîche qui s'avère "décrassante" d'après les consommateurs. Il s'agit d'une sauge qui pousse en Provence et qui est bien plus agréable à consommer que celle de Grèce.

Les vieux Provençaux aiment aussi fabriquer un « vin de sauge » tonique, digestif et stimulant en faisant macérer pendant 3 semaines dans 1 litre de bon vin rouge 30 g de sauge fraîche, puis filtrer et consommer avec modération. On la retrouve encore pour assaisonner de manière incomparable la viande de porc et la rendre ainsi bien plus digeste.

Comme toutes les labiées, la sauge contient bien sûr une huile essentielle, rarement utilisée par voie interne car beaucoup trop toxique même à doses réduites. En revanche son utilisation en cosmétologie capillaire est fort prisée pour fortifier et assainir des cuirs chevelus fatigués.

• **Le serpolet ou *thymus serpillum***

Cette petite labiée rampante pousse en Provence et se retrouve dans les Alpes jusqu'à 2 000 mètres d'altitude. Ce cousin du thym se différencie par ses petites fleurs roses et son aspect au ras du sol. Comme le thym il contient du thymol ce qui lui confère des propriétés antiseptiques, désinfectantes et expectorantes. Je le recommande en infusion (sucrée avec du miel) comme antitussif chez les enfants (dans le cas de toux grasse).

En cuisine il trouve exclusivement sa place pour aromatiser lapins et certains gibiers à poils.

• **Le thym ou *thymus vulgaris***

C'est l'une des plantes aromatiques de Provence la plus connue et la plus utilisée Elle se ramasse pratiquement toute l'année sauf quand il est fleuri, car comme le romarin il se conserve mal et ce sont les feuilles qui contiennent les principes actifs.

Sa richesse en huile essentielle explique ses propriétés désinfectantes, bactéricides, anti-infectieuses ainsi que vermifuges. Il se donne en infusion en cas de troubles gastro-intestinaux à raison d'une cuillère à café de feuilles pour 1 tasse à thé d'eau bouillante qu'on laisse infuser 10 minutes, à prendre après les repas.

En cuisine, on le retrouve presque toujours sur les viandes grillées ainsi que dans les civets.

b. Les ombellifères

Le nom d'ombelle vient du latin *umbella* qui signifie parasol. En effet dans cette famille, les fleurs ressemblent à une ombrelle grâce à un monde d'inflorescence particulier.

• **Le fenouil**

Ce familier des coteaux méditerranéens a un port élégant et une odeur aromatique forte. Celui qu'on trouve dans la campagne, c'est le fenouil sauvage ou *foeniculum vulgare*; il est utilisé uniquement en cuisine pour la cuisson de poissons et aromatiser l'huile d'olive ; il se ramasse uniquement fin septembre, à la Saint-Michel comme le veut la tradition.

Le fenouil cultivé (*foeniculum dulce*) est celui dont on consomme le légume en cuisine mais dont on utilise également les semences et les racines en herboristerie. Ses semences, plus grosses que celles du fenouil sauvage, sont digestives, stomachiques, carminatives et se prennent en infusion après les repas. On les associe souvent aux semences d'anis.

Ses racines elles, ont des vertus diurétiques désinfiltrantes, c'est-à-dire qu'elles favorisent l'élimination rénale de l'eau et améliorent les œdèmes des membres inférieurs. Elles se préparent en décoction à raison de 20 g pour 1 litre d'eau bouillante ; laisser bouillir 20 minutes, filtrer ; boire le litre froid dans la journée en cure de 1 à 2 mois.

c. Les composées

C'est une vaste famille constituée de plus de 20 000 espèces.

- **L'estragon ou *artemisia dracunculus***

C'est une armoise parfumée importée au moment des croisades. En infusion l'estragon est digestif et stomachique. Son huile essentielle bien utilisée est souveraine pour venir à bout d'un hoquet récalcitrant à raison de 5 gouttes 2 fois par jour ; c'est également un antispasmodique. Son délicat parfum est fort prisé en cuisine : haché fin sur les légumes, les poissons et les viandes, il corrige agréablement la morosité des régimes sans sel.

d. Les liliacées

C'est une nombreuse famille regroupant entre autres le lys, la tulipe, le poireau, l'aloès et bien sûr :

- **l'ail ou *allium sativum***

Originaire des steppes d'Asie centrale, c'est sans conteste le plus important des condiments remèdes. Il est cité par les médecins de l'Antiquité. Discoride en faisait une panacée, mais les Dieux n'appréciaient pas les fidèles qui en avaient mangé car l'entrée du temple leur était interdite !

Son odeur caractéristique est due à la présence d'une essence sulfurée contenant de l'allicine. L'ail a des propriétés antibactériennes, antifongiques et vermifuges (surtout oxyuricides).

Ce sont surtout ses propriétés vasculaires qui retiennent l'attention depuis quelques années : il est antihypertenseur et antiagrégant. Il prévient les risques d'athérosclérose en complément d'un régime alimentaire bien évidemment.

Malgré son odeur tenace, beaucoup n'hésitent pas à l'utiliser en poudre. Toutefois pour se soigner plus facilement et éviter l'inconvénient de son odeur, de nombreux laboratoires ont mis au point des capsules à délitement intestinal au lieu de gastrique.

En usage externe, il était utilisé autrefois en cataplasme sur cors et durillons car son huile essentielle a des propriétés nécrosantes.

En cuisine, il n'est plus à présenter tant il fait partie de notre patrimoine : on le retrouve dans l'aïoli, l'aïgo boulido, les viandes blanches, les salades. Sa saveur incomparable le rend incontournable.

e. Les lauracées

• **Le laurier ou *laurus nobilis***

Venu d'Asie mineure en passant par la Grèce, il s'est forgé une histoire et une légende. Dédié à Apollon, il couronnait les héros en pleine gloire. Il a donné le terme de « lauréat » pour celui qui remporte la victoire.

On le retrouve dans tous les jardins de la Méditerranée. Ses feuilles se ramassent l'été et il faut les faire sécher dans un endroit sec et aéré à l'abri du soleil afin de garder bien vertes ses feuilles. Attention à ne pas le confondre avec le laurier rose et le laurier cerise qui eux sont toxiques.

Il n'a pratiquement aucune utilisation phytothérapique de nos jours, mise à part son huile qui entre dans la composition du savon d'Alep remarquable pour traiter certains problèmes cutanés.

En cuisine, il aromatise court-bouillon, poissons, daube provençale...

PHYTOTHÉRAPIE, AROMATHÉRAPIE ET HOMÉOPATHIE

• **Phytothérapie ou médecine par les plantes**

Nous avons vu comment utiliser les plantes médicinales sous la forme la plus simple et la plus anciennement pratiquée, c'est-à-dire les tisanes.

Depuis les années 70, retour au naturel oblige, la clientèle a évolué. Bien que féminine à 80 %, elle a rajeuni et la cliente-type est la femme active, citadine entre 30 et 60 ans : cela explique en partie les changements en matière de formes d'utilisation des plantes. En effet du fait d'une vie professionnelle plus intense à l'extérieur, de déplacements plus nombreux, la clientèle a réclamé une forme galénique plus pratique, du type de gélules, gouttes ou suspensions principalement.

Les gélules

Il s'agit soit de gélules de poudres de plantes tout simplement, soit de nébulisat (qui résulte d'un procédé d'extraction par pulvérisation et séchage). Il est plus concentré que la poudre de plante, mais s'avère parfois trop sélectif et n'a pas toujours les effets bénéfiques de la poudre entière de plante. En revanche le nébulisat est bien adapté pour traiter un problème précis.

Le consommateur depuis les années 70 apprécie beaucoup cette forme galénique pour son côté pratique qui facilite les prises et permet une meilleure régularité dans le traitement.

Les gouttes

Elles sont soit de teintures-mères, soit d'extraits fluides. Les premières résultent de l'action de l'alcool à 70° sur les plantes fraîches mises à macérer pendant 3 semaines. On les appelle « mères », car elles servent de base aux préparations homéopathiques pour une posologie moyenne de 50 gouttes 2 fois par jour dans de l'eau.

Dans les extraits-fluides, on utilise les plantes à l'état sec que l'on épuise avec un solvant approprié (eau ou alcool). Ils sont plus concentrés que les teintures-mères (1 g d'extrait-fluide correspond à 1 g de plante sèche et à 5 g de teinture) et ont souvent une saveur et une odeur désagréables, très fortes, qui empêchent une prise facile du produit contrairement aux teintures-mères. La posologie moyenne est de 30 gouttes, 2 fois par jour dans de l'eau.

Les suspensions intégrales de plantes fraîches (SIPF)

C'est la forme galénique la plus récente apparue sur le marché de la phytothérapie. Ce procédé d'extraction et de conservation par le froid (cryobroyage) permet d'obtenir un soluté hydro-alcoolique à 30 % qui respecte l'intégralité de la plante fraîche. Petit inconvénient, ce procédé est limité puisqu'il faut des plantes fraîches. Il n'existe pour l'instant qu'une vingtaine de plantes bénéficiant de ce procédé. Les SIPF doivent se prendre diluées dans un peu d'eau. Bien sûr je cite surtout les formes réellement utilisées dans la pratique quotidienne des préparations magistrales.

On ne peut pas parler des extraits de plantes sans citer les eaux distillées encore appelées « hydrolats » qui sont des préparations aqueuses renfermant les principes actifs (volatiles et solubles dans l'eau) de plantes fraîches ou sèches. On les prépare par entraînement à la vapeur d'eau. Les eaux distillées sont très limitées et ont surtout une vocation cosmétique. On utilise principalement les eaux de rose, de fleur d'oranger, de bleuet, d'hamamélis, de tilleul. On utilise également des macérats glycérinés de bourgeons de plantes. Ils se préparent en utilisant l'action dissolvante du mélange (eau + alcool + glycérine) sur des tissus végétaux en voie de croissance, tels que bourgeons ou jeunes pousses. L'usage des macérats s'appelle la gemmothérapie et on la retrouve souvent pour soigner les enfants.

Bien utilisée, la phythothérapie a l'avantage de ne pas développer d'effets secondaires nocifs, de ne pas provoquer d'accoutumance contrairement à beaucoup de médicaments allopathiques. Il faut savoir également que l'on a souvent intérêt à associer plusieurs plantes entre elles : en effet 4 ou 5 plantes ayant les mêmes propriétés vont potentialiser leur action et de ce fait une tisane composée de plusieurs plantes ou un composé de gélules auront un effet supérieur à une préparation faite à partir d'une seule plante. Pour les tisanes, on notera que le mélange doit cependant être homogène (on ne mélange pas fleurs et écorces par exemple).

- **Aromathérapie**

C'est la “médecine des parfums” et les huiles essentielles sont la base de cette médecine. Rappelons qu'une huile essentielle ne peut provenir que d'une plante à essence, ce qui limite l'éventail d'huiles essentielles mises à disposition pour soigner. En pratique, on se sert d'une petite centaine d'huiles essentielles, alors que la phytothérapie offre un millier de plantes actuellement répertoriées et utilisables.

Les huiles essentielles sont obtenues par distillation (entraînement à la vapeur d'eau) ou expression à froid, valable surtout pour les essences d'agrumes tels qu'orange, citron, bergamote, cédrat, mandarine, pamplemousse. Il suffit pour s'en rendre compte de presser un zeste d'agrume entre ses doigts pour voir gicler des gouttelettes d'huile essentielle.

La distillation par entraînement à la vapeur d'eau s'applique à toutes les plantes à essence : nous pensons bien sûr à nos plantes aromatiques de Provence, telles que thym, romarin, lavande etc. si odorantes quand on les froisse entre nos doigts. Une même plante peut d'ailleurs donner des essences différentes selon les parties traitées.

ex : oranger bigaradier : — *son zeste = HE bigarade*
— *ses feuilles = HE petit-grain*
— *ses fleurs = HE néroli*

La composition des huiles essentielles est très variable pour une même espèce. On a pour cela établi des normes et des caractéristiques exigeant une teneur maximale de certains constituants. Les huiles essentielles sont insolubles dans l'eau, mais facilement vaporisables. Elles n'ont pas la même densité que l'eau et on les récupère par décantation. Le rendement est variable selon les plantes, d'où leur prix souvent élevé. Par exemple : 1 000 kg de fleurs d'oranger permettent d'obtenir 1 litre d'huile essentielle de néroli ; 100 kg de camomille correspondent à 1,5 litre d'huile essentielle. Ce sont des produits extrêmement concentrés, composés de très nombreuses substances chimiques, dont certaines sont de puissants antiseptiques, tels que le thymol, le carvacrol. La couleur des huiles varie de l'incolore au brun clair, sauf pour l'huile de matricaire qui est bleue grâce à l'azulène qu'elle contient. Les huiles de cannelle et d'origan sont rougeâtres. Toutes ces huiles essentielles ont une odeur caractéristique et doivent être conservées dans des flacons bien bouchés, à l'abri de la lumière (de préférence un flacon en verre teinté ou un flacon métallique). Leur temps d'activité est d'une année. J'insiste sur la puissance des huiles essentielles et je ne saurais trop conseiller aux patients de consulter un médecin spécialisé en aromathérapie s'ils le souhaitent mais de ne pas pratiquer d'auto-médication, car à fortes doses elle peuvent s'avérer toxiques. Les huiles essentielles sont très actives pour traiter certains problèmes infectieux. Elles agissent sur de nombreux germes et champignons. On doit les manipuler avec beaucoup de précaution. Là encore notre rôle de conseil est primordial. C'est un médecin français, le docteur Jean Valnet qui dès 1954 a fait découvrir au grand public et aux médecins la possibilité d'utiliser les huiles essentielles pour se soigner et nous lui devons beaucoup dans ce domaine. Leurs propriétés sont de trois ordres : anti-infectieuses et anti-bactériennes (origan, cannelle, thym, niaouli, santal) ; anti-virales (citron, géranium, thym) et antalgique (camomille, lavande, matricaire).

Se soigner avec les huiles essentielles :

— En usage interne

Soit pures, à raison de 5 à 8 gouttes par jour pour un adulte sur une mie de pain ou un morceau de sucre.

Soit diluées dans un solvant approprié (pas l'eau bien sûr puisque les HE sont insolubles dans l'eau) : alcool, huile de pépins de raisin ou teinture-mère de plante. Posologie dans ce cas : entre 20 et 30 gouttes 2 fois par jour.

— En usage externe

Leur utilisation en cosmétologie est très importante, mais attention, ***ne jamais utiliser une huile essentielle pure sur le visage*** (risque de brûlures, de rougeurs, d'allergies). Il faut toujours la diluer dans une huile végétale telle que : amande douce, germe de blé, noisette etc.

Les huiles essentielles par voie externe ont diverses applications : beauté, soins de la peau, frictions, douleurs, brûlures (1er degré), piqûres d'insectes, propriétés antivirales utiles contre l'herpès, le zona entre autres, massages amincissants, jambes lourdes.

- **Homéopathie**

Etymologiquement, il s'agit de soigner le mal par son semblable : c'est un système thérapeutique consistant à traiter les malades à l'aide d'agents qui déterminent une affection analogue à celle que l'on veut combattre.

A dose infinitésimale, les produits homéopathiques ont une action inverse de celle qu'ils ont à dose habituelle et s'opposent aux troubles. L'homéopathie a été créée par Hahnemann. Les teintures-mères sont à la base de la fabrication des médicaments homéopathiques, mais elles sont également fort utilisées par les médecins phytothérapeutes : homéopathie et phytothérapie font donc bon ménage. Quelques petits conseils à suivre si vous suivez un traitement homéopathique : ne pas absorber de camomille ni de menthe pendant le traitement ; si vous êtes amateur de café, décalez toujours votre prise homéopathique assez loin de votre consommation de café.

CONCLUSION

Phytothérapie, aromathérapie ou homéopathie ne s'apparentent pas à des phénomènes de mode : ce sont des médecines qui perdurent car elles soignent l'individu dans sa **globalité**. Elles obtiennent des résultats remarquables, mais ne sont pas pour autant universelles.

De toute façon, aucune thérapeutique ne peut couvrir à elle seule l'ensemble de la pathologie.

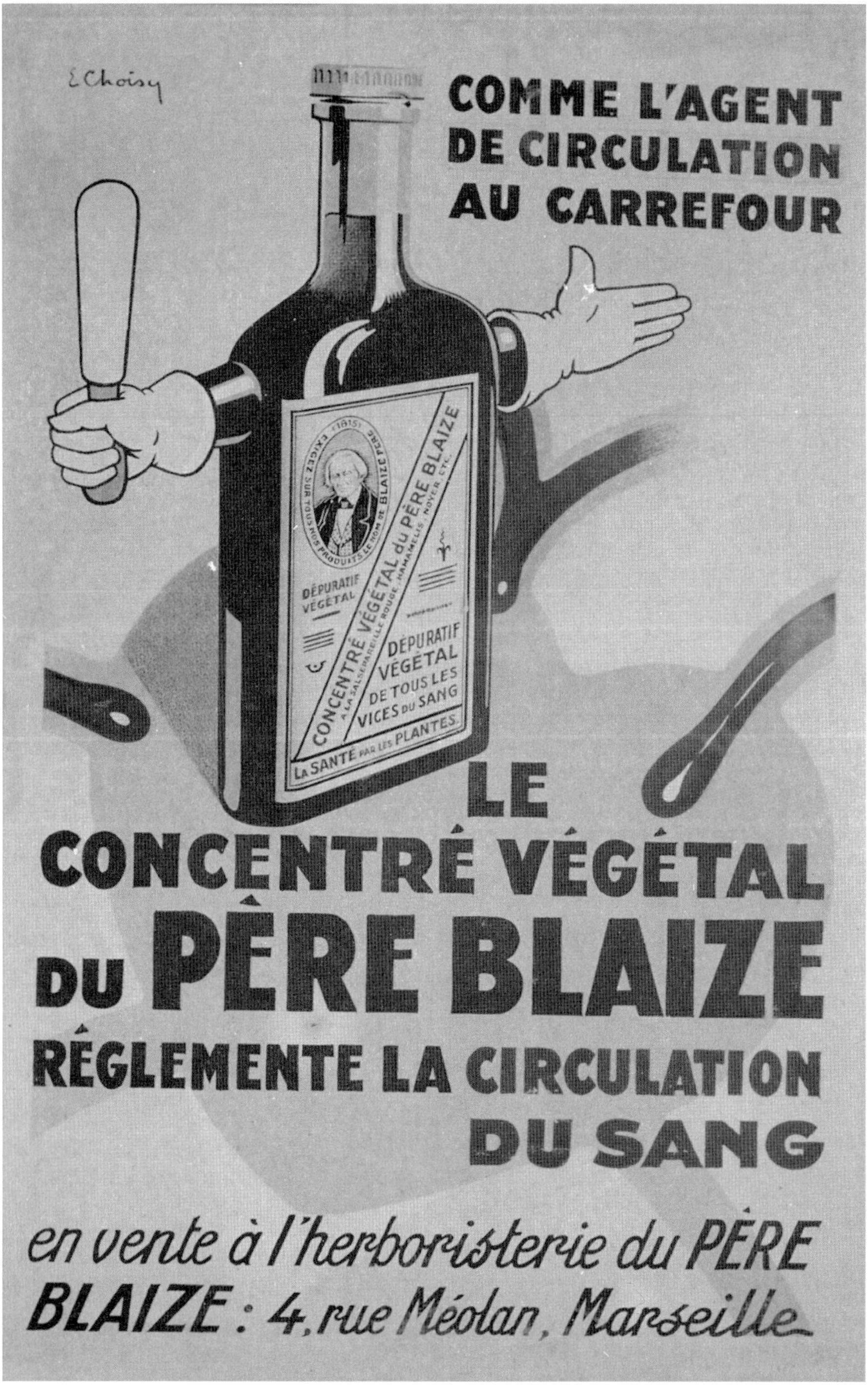
E. Choisy
COMME L'AGENT
DE CIRCULATION
AU CARREFOUR
DÉPURATIF
VÉGÉTAL
CONCENTRÉ VÉGÉTAL du PÈRE BLAIZE
DÉPURATIF
VÉGÉTAL
DE TOUS LES
VICES DU SANG
LA SANTÉ PAR LES PLANTES
LE
CONCENTRÉ VÉGÉTAL
DU PÈRE BLAIZE
RÉGLEMENTE LA CIRCULATION
DU SANG
en vente à l'herboristerie du PÈRE
BLAIZE : 4, rue Méolan, Marseille

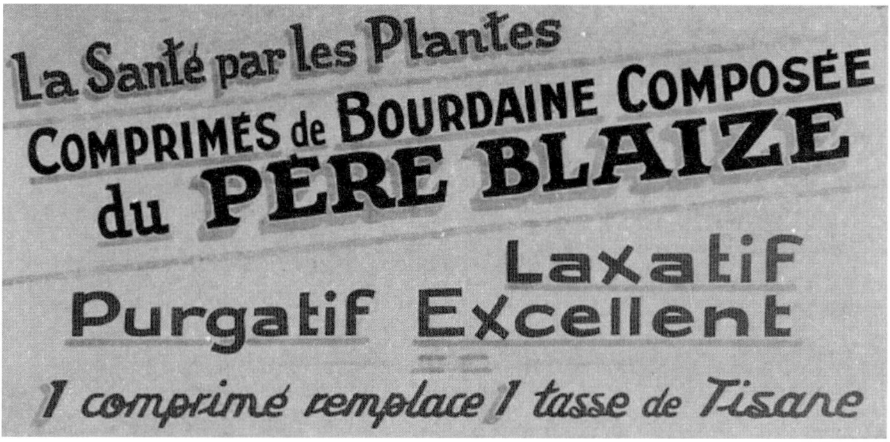

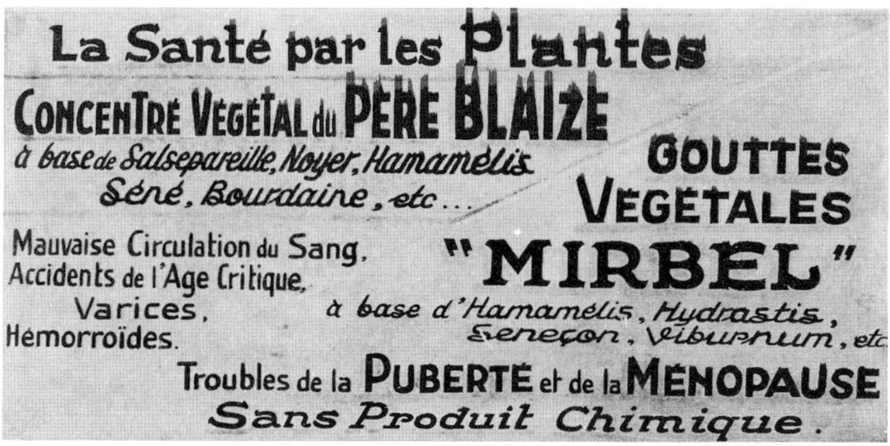

Affiches publicitaires à l'ancienne.

II

Les conseils et recettes de Martine Bonnabel-Blaize

1. Recettes santé

Cure dépurative de printemps

Les anciens avaient l'habitude, chaque printemps de se "dépurer". Ils entendaient par là, aider l'organisme à se débarrasser des déchets et toxines emmagasinés au cours de l'hiver. Pour lutter contre le froid, nous mangeons souvent plus gras, plus riche, plus cuisiné. Avec le printemps, c'est le retour des petits légumes frais, d'une alimentation plus légère et variée...

Mon conseil

Pour vous sentir mieux, bien "nettoyé" et en accompagnement d'une alimentation saine et équilibrée à base d'aliments frais, je vous conseille de faire pendant 20 jours une cure de désintoxication à base de 4 plantes : bouleau, pissenlit, fumeterre, romarin.

Composition

- **Bouleau** : *Betula alba* est un grand arbre revêtu d'une écorce blanche et lisse. Ce sont ses feuilles triangulaires que l'on utilise en phytothérapie. Elles contiennent des flavonoïdes (notamment l'hyperoside) aux propriétés diurétiques et dépuratives.
  Le bouleau est une plante diurétique, désinfiltrante, très utile pour soigner la rétention d'eau et les œdèmes des extrémités.

- **Pissenlit :** surnommé « dent de lion » du fait de la forme très découpée des feuilles, on utilise ses racines et ses feuilles.
  La racine s'utilise seule, alors que les feuilles se prennent souvent associées à d'autres plantes.
  Le pissenlit est particulièrement apprécié pour son action diurétique. Il permet de nettoyer l'organisme en éliminant les toxines accumulées dans le corps. Il a également une action non négligeable sur le foie et la vésicule biliaire. C'est le dépuratif par excellence.

- **Fumeterre** : plante herbacée fort commune sur les talus, à feuilles finement découpées et à petites fleurs roses. On l'appelle vulgairement le « fiel de la terre » car elle est très amère.
  La fumeterre agit efficacement sur la vésicule biliaire en lui permettant de mieux se vider et en favorisant la formation de la bile. Ainsi, les troubles

digestifs liés à une paresse biliaire vont disparaître. Je l'associe aux plantes dépuratives afin que les organes ciblés (foie, reins) soient bien nettoyés.

- **Romarin** : arbrisseau bien connu de notre région, ses feuilles renferment une huile essentielle à laquelle il doit ses propriétés intéressantes sur le système digestif. Il est cholagogue et cholérétique. Il est indiqué dans l'insuffisance hépatique et en cas d'inflammation chronique de la vésicule.

Posologie

Bouleau, pissenlit, fumeterre, romarin (50 g de chaque) en mélange. Mettre une cuillerée à soupe pour un bol d'eau bouillante. Laisser infuser 15 minutes puis filtrer.

Boire un bol le matin à jeun et un bol avant le repas du soir, pendant 20 jours.

Cure dépurative d'automne

Au début de l'automne et comme le faisaient les Anciens, pensons à nous "dépurer" à l'occasion de ce changement de saison.

Mais attention, il ne faut pas confondre dépuratif avec purgatif. Un dépuratif élimine les toxines accumulées dans l'organisme, essentiellement au niveau du foie et des reins, mais n'a pas d'action sur les intestins, à la différence du purgatif.

Mon conseil

Afin d'optimiser les résultats de la cure, associer 2 tisanes : l'une pour assurer un bon drainage et l'autre pour dépurer une peau terne.

Composition

- **Aubier de tilleul sauvage du Roussillon :** cette plante se présente sous forme de petits copeaux de bois rougeâtres que l'on prépare en décoction et qui agit sur le foie et les reins.

Posologie

Il faut **40 g d'aubier** (une poignée) pour un litre d'eau bouillante. Laisser bouillir 15 à 20 minutes.

Arrêter le feu, laisser infuser 1 heure, filtrer.

Il faut boire les 3/4 de litre de décoction dans la journée et faire la cure pendant trois semaines. Vous obtiendrez ainsi un bon drainage hépato-rénal.

POUR SOIGNER UNE PEAU TERNE

*Faire faire un mélange de racine de **bardane**, racine de **chiendent**, racine de **chicorée sauvage**, racine de **pissenlit** (100 g de chaque). On peut ajouter de la racine de réglisse pour améliorer le goût de la tisane (sauf si vous êtes hypertendu). Prendre une cuillerée à soupe du mélange pour une grande tasse d'eau bouillante. Laisser bouillir 1 minute puis infuser 10 minutes. Boire 3 tasses par jour, le matin à jeun et avant chaque repas.*

Chiendent et pissenlit agissent au niveau des reins, chicorée au niveau des voies hépatiques et la bardane au niveau de la peau (surtout en cas d'acné modéré).

Si, par manque de temps, la forme tisane vous est difficile à concevoir, des complexes de plantes ayant les mêmes propriétés existent en ampoules et gélules.

Cures anti-fatigue

Les premiers froids sont là, les jours se font plus courts, le moral s'en ressent et tout cela entraîne une fatigue tant psychique que physique.

Mon conseil

Si vous vous sentez "raplapla", voici quelques plantes et produits qui vous aideront à retrouver dynamisme et force.
Pour enrayer un coup de fatigue ou une baisse de tonus passagère, le matin au petit déjeuner ne prenez ni thé ni café, mais une infusion composée de fleurs d'hibiscus et de fruits de cynorrhodons. Compter 1 cuillerée à café de chaque pour 1 tasse à thé, laisser bouillir 2 minutes et infuser 10 minutes.
Pour lutter contre un état de fatigue prononcé et latent, je vous conseille de faire régulièrement des cures de ginseng et de gelée royale, surtout en automne et au printemps.

Composition

- **Hibiscus ou karkadé** : superbe arbuste ornemental des pays chauds, bien adapté sur la Côte d'Azur, aux fleurs rouges, jaunes ou roses. On ramasse la variété rouge des fleurs que l'on peut sécher. L'infusion donne un thé rouge, acidulé, riche en vitamine C.

- **Cynorrhodon** : fruit de l'églantier sauvage, grosse comme une olive écarlate, cette baie charnue est très riche en vitamine C, en caroténoïdes. C'est un fruit fort connu des enfants pour une tout autre propriété : il s'agit du « poil à gratter ».
  En Allemagne, le cynorrhodon s'appelle « hagebutten », on l'associe au karkadé pour obtenir une boisson riche en vitamine C que l'on peut boire nature ou sucrée avec du miel (voir posologie ci-dessus).

- **Racine de ginseng** : appelé « racine de vie », le ginseng est cultivé depuis plus de 4 000 ans en Chine et en Corée où il est censé apporté la jeunesse éternelle ! Le ginseng se présente comme une racine fusiforme, souvent bifurquée. Son odeur est très aromatique et sa saveur douce-amère. Le plus prisé vient de Corée. Il est semi-sauvage, se récolte après 5 à 6 ans de culture.

Le ginseng *rouge* devient rouge par cuisson au bain-marie.

Le ginseng *blanc* est seulement séché au soleil. L'étude chimique révèle que les constituants auxquels on doit les qualités thérapeutiques de la racine sont des saponosides appelés « ginsénosides ». Leur taux doit être au moins de 8 % pour avoir une véritable activité. Le ginseng contient également des acides aminés essentiels, des vitamines (surtout B1 et B2), des oligo-éléments (dont le phosphore).

Le ginseng a une action sur le système nerveux central, une action tonique générale sur l'organisme. Il augmente les performances physiques et intellectuelles, améliore le processus de mémorisation et des réflexes. De plus, agissant sur les corticosurrénales, le ginseng a une action stimulante sur les organes sexuels. C'est en outre un excellent anti-stress.

- **Gelée royale :** on l'appelle aussi « lait d'abeilles ». C'est une bouillie fluide, blanchâtre, produite dans la ruche dans des alvéoles spéciales dites « royales » par les abeilles-nourrices. Elle sert à nourrir les larves destinées à devenir reines. Grâce à cette nourriture, une reine peut vivre entre 4 et 5 ans, elle mesure 17 mm et pèse 200 mg, alors qu'une abeille ouvrière mesure 12 mm et pèse 125 mg.

  La gelée royale est un véritable concentré d'éléments vitaux : vitamines du groupe B (surtout B2 et B5), acide folique, acide pantothénique, nombreux acides aminés, acides gras essentiels, oligo-éléments (cuivre, fer, phosphore).

  C'est un reconstituant et un stimulant de l'état général particulièrement recommandé chez les enfants en périodes de croissance, les convalescents et les personnes âgées. Elle renforce les défenses de l'organisme chez un sujet sain et améliore les états d'asthénie.

Posologie

Cure de ginseng : il existe plusieurs façons d'utiliser la plante.

— racine fraîche (à conserver au réfrigérateur), on en mange 2 à 3 rondelles par jour.

— racine sèche :

soit en décoction : 1/3 de racine dans 1/2 litre d'eau bouillante. Laisser bouillir 15 minutes, infuser 1/2 heure, puis filtrer. Boire le 1/2 litre sucré avec du miel dans la journée.

soit en macération : mettre une racine (20 g) dans un litre de bon vin. Laisser macérer pendant 20 jours. Se prend comme un apéritif.

— en poudre : le matin à jeun, en avaler une cuillerée à café sur du miel

— en gélules : elles sont dosées en général à 300 mg de poudre par gélule. Prendre 3 gélules de préférence le matin.
— en ampoules : dosées à 1 g de ginseng, prendre une ampoule par jour, de préférence le matin. On l'associe bien souvent à la gelée royale pour avoir un effet tonique maximum.

Cure de gelée royale : elle se prend le matin à jeun à raison d'une cuillère mesure sous la langue. Son goût acide peut surprendre, mieux vaut alors la mélanger à une cuillère de miel. Ces cures se font toujours un minimum de 20 jours à renouveler tant que la fatigue se fait sentir. Bien évidemment ces cures-nature ne doivent pas vous dispenser de consulter votre médecin. Toute fatigue qui persiste doit amener à consulter.

En forme pour les sports d'hiver

Mon conseil

— Contre le froid et pour mieux supporter les efforts physiques intenses, prenez chaque matin 1 cuillerée à soupe de jus d'argousier. L'**argousier** est un arbuste épineux fort commun dans les vallées des Alpes, le long du Rhône et en Alsace. On en ramasse le fruit, petite baie orange vif, très riche en vitamine C.
— Contre la fatigue physique, faites préparer des gélules composées de **poudre de noix de kola, poudre de racine eleuthérocoque, poudre de racine de ginseng, dosées à 300 mg.**

Composition

- **Ginseng :** voir *cures anti-fatigue.*

- **Noix de Kola :** elle provient de la côte occidentale de l'Afrique. Elle est riche en caféine.

C'est un tonique du cœur, un stimulant nerveux. La noix de kola agit sur les muscles, empêche de sentir la fatigue et diminue l'essoufflement. Il ne faut pas en prendre le soir évidemment.

- **Eleuthérocoque** : c'est une racine très utilisée en Russie depuis fort longtemps, abondante en Sibérie et également dans certaines provinces de Chine.

  Elle est employée par les cosmonautes russes auxquels elle apporte une meilleure adaptation à l'espace. Cette racine est stimulante et vitalisante. Elle facilite l'effort physique, augmente la capacité de résistance et améliore la récupération après l'effort.

Posologie

Prendre 4 gélules par jour.

— N'oubliez pas de masser les muscles des jambes avec une huile à l'arnica pour assouplir et chauffer en même temps.

Pour éviter les courbatures, ayez sur vous des doses d'arnica en 30 CH. Prenez-en une dose par jour pendant 2 à 3 jours.

— Contre le froid et les crevasses, enduisez votre visage (sans oublier les oreilles), vos mains et vos pieds de beurre de karité qui nourrira votre peau et vous protègera.

Stimuler ses défenses

Avec l'arrivée des premiers froids, il est nécessaire de se préparer à affronter le cortège de virus que nous apporte l'hiver.

Mon conseil

Pour stimuler notre système naturel de défenses, outre les oligo-éléments tels que le **cuivre**, l'**or**, l'**argent** – une dose le matin à jeun sous la langue –, ainsi que les cocktails de vitamines et d'acides aminés, je vous conseille d'essayer en cures associées ou non, selon votre état de santé et de fatigue, deux plantes.

Composition

- **Echinacea** : c'est une plante herbacée d'environ un mètre de hauteur, poussant sur des sols sablonneux. Sa fleur ressemble à une marguerite de couleur mauve à rouge pourpre. Son fruit en raison de son aspect hérissé, lui a valu le nom d'échinacea (*echinos* en grec veut dire hérisson, symbole de la protection contre les agressions).

- **Lapacho** : on utilise l'écorce de cet arbre, nommé « arbre de vie » de son nom latin *tecoma curialis.* Il pousse à haute altitude au Brésil. Son écorce est utilisée depuis fort longtemps en Amérique du Sud. Elle fut découverte par une tribu Inca qui en faisait une boisson tonique et stimulante.

Posologie

— L'échinacea peut se prendre en infusion (2 tasses par jour), en ampoules de suspension de plantes fraîches (une ampoule par jour pendant 14 jours à renouveler) ou en comprimés.

— Le lapacho se prépare en décoction. Compter une cuillerée à café d'écorce pour un bol d'eau bouillante. Laisser bouillir 2 à 3 minutes, infuser 10 minutes.

Boire un bol midi et soir avant les repas.

Grâce à ces deux plantes, on peut augmenter ses défenses naturelles contre les invasions microbiennes et virales, prévenir les rechutes de rhumes, sinusite, boutons de fièvres etc.

Elle sont à prendre en alternance, mais le lapacho plutôt en traitement de fond et l'echinacéa davantage en période infectieuse (grippe, angine...). Ne pas donner à un enfant de moins de 10 ans.

Panne sexuelle

Que de fois suis-je consultée pour ce problème qui touche bon nombre d'hommes. Une fois éliminée une origine organique après consultation du spécialiste, on peut aider le monsieur défaillant en lui donnant en priorité la fameuse racine d'Asie, le Panax Ginseng que l'on pourra associer à d'autres plantes sous forme de cures.

Mon conseil

Parallèlement à la cure suivie, n'oubliez pas de vous détendre, de vous faire masser avec une huile relaxante et tout deviendra facile !

Composition

- **Panax Ginseng** : c'est un excellent anti-fatigue, riche en vitamines et acides aminés. Le ginseng ne traite pas les troubles spécifiques, mais il renforce l'organisme en accroissant l'efficacité des systèmes endocrinien, métabolique et circulatoire. Il réduit stress physique, mental et émotionnel en augmentant le nombre de globules rouges. Il donne vivacité et énergie. On le retrouve presque toujours en cas d'asthénies, de fatigue, de séquelles de convalescence.

Posologie

On le consomme soit en racine, en poudre ou en gélules. En cas de problèmes sexuels, faire une cure de 2 mois environ à raison de 6 gélules par jour ou bien 2 cuillerées à café de poudre par jour. Unique contre-indication du ginseng : avoir une hypertension déclarée. Le ginseng est donc le traitement de fond associé au zinc en oligo-élément ainsi qu'à la vitamine E sous forme d'huile de germe de blé (une cuillère à soupe par jour). Il y a par ailleurs beaucoup de plantes dites « aphrodisiaques » que l'on peut adjoindre ou prendre en cure alternée. Par exemple :

- **La sarriette et le romarin** : voir mon *herbier de Provence.*

- **La cannelle** : originaire de Ceylan, elle se présente en tuyaux rougeâtres au parfum tellement aromatique. On la retrouve en cuisine et en pâtisserie. C'est un excitant et un stimulant.

• **Le gingembre** : originaire des Indes, de Ceylan et de Chine, ce rhizome est fort prisé en Grande-Bretagne aussi bien pour sa saveur aromatique que pour ses propriétés stimulantes digestives et aphrodisiaques, car il augmente la production d'hormones mâles. Comme la cannelle, il contient une huile essentielle.

• **L'ylang-ylang** : encore appelée Cananga, elle se présente dans le commerce uniquement sous forme d'huile essentielle. Cette huile provient de la distillation de fleurs blanches très odorantes produites par un arbre qui pousse à Madagascar, à la Réunion et en Malaisie. Cette huile essentielle, à forte odeur suave, est très prisée dans l'industrie du parfum. Pour ce qui nous concerne, elle abaisse la tension artérielle et augmente la vaso-dilatation des organes sexuels (de même que le gingembre et la cannelle).

• **Le muira puama** : cette écorce provient d'un arbre qui pousse en Amazonie, au Brésil où il fait figure de remède populaire contre l'impuissance. En général, on l'utilise seul à raison de 3 gélules midi et soir avant les repas. Si on utilise l'écorce, elle nécessite une décoction d'au moins 10 minutes, à raison d'une cuillerée à café par tasse à thé d'eau bouillante.

• **Le schisandra :** petite plante ligneuse originaire de Chine, dont on utilise les baies rouges. Elles augmentent l'absorption d'oxygène bénéfique pour les cellules. Elles stimulent le système nerveux central et apportent une sensation de bien-être, d'endurance et favorisent les performances physiques. Elles s'utilisent en l'état seulement par décoction ou alors réduites en poudre sous forme de gélules. Même posologie que pour le muira puama.

• **Le bois bandé** : cette écorce fort connue et fort utilisée aux Antilles a des qualités aphrodisiaques à la hauteur de sa réputation. On l'utilise seule en faisant bouillir un petit morceau d'écorce dans une tasse d'eau bouillante. Afin de faciliter l'utilisation de ces différentes plantes, on peut les prendre sous forme de poudres, de gélules ou de gouttes.

Je vous indique ci-dessous deux formules efficaces que nous conseillons très souvent :

— *en poudre* :

— gingembre
— ginseng
— sarriette **20 g de chaque**
— romarin
— cannelle

Prendre tous les jours une cuillerée à café du mélange dans un yaourt avec du miel.

— *en gouttes* : **HE**

— cannelle
— gingembre
— sarriette aa 1,5 ml
— ylang-ylang

Excipient : alcool 90° qsp 60 ml

Prendre 30 gouttes du mélange dans un peu d'eau 2 fois par jour avant les repas.

Douleurs rhumatismales

Les rhumatismes : des milliers de personnes en souffrent ! Et ce mal ne touche pas que les personnes du 3e âge. On parle de douleurs rhumatismales, mais il faut faire d'abord la différence entre arthrose et arthrite. L'arthrose, c'est l'altération du cartilage ; l'arthrite, une inflammation des articulations avec gonflements, rougeurs et douleurs, le plus souvent nocturnes.
On s'est aperçu qu'un excès d'acidité dans l'organisme favorise fortement l'apparition de rhumatismes. Le problème de l'alimentation se pose donc. Il faut savoir qu'à l'intérieur de notre corps se maintient en permanence un équilibre acido-basique.

Mon conseil

Veillez bien sûr à diminuer les viandes, charcuteries, alcools, thés et cafés forts, fromages gras, sucres cuits… autant d'aliments qui risquent d'élever le taux d'acidité de l'organisme.
N'oubliez pas que le rhumatisant doit bouger. L'inactivité est mauvaise pour les articulations. La marche, le stretching, la natation sont donc vivement conseillés.
Il y a deux manières d'aborder ces douleurs rhumatismales. La forme interne (tisanes), et les applications locales qui apportent un soulagement non négligeable.
Petite consolation : on s'est aperçu que les personnes souffrant d'arthrose ont une longévité supérieure aux autres !

Composition

- **Bouleau** *:* ou *betulo alba*, on utilise les feuilles de cet arbre si reconnaissable grâce à l'écorce blanche de son tronc. Ses propriétés diurétiques sont dues essentiellement aux flavonoïdes. Ils permettent d'éliminer les toxines de l'organisme. Le bouleau peut se prendre seul, en cure dépurative d'automne et de printemps.

- **Cassis** : *Ribes nigrum* ou « groseiller noir », dont on connaît les baies pour leur utilisation en liquoristerie (crème de cassis) et en confiserie (confiture, bonbons). Ses feuilles ont une action anti-inflammatoire et diurétique.

- **Reine des prés** : *Spiraea ulmaria*. Elle porte bien son nom grâce à son port altier. Ses fleurs blanches réunies en grappes ont une délicieuse odeur de miel. La reine des prés se trouve surtout en Europe dans les lieux humides. L'aspirine tire son nom de cette plante, car elle contient en effet des dérivés salycilés expliquant ses propriétés anti-inflammatoires et anti-rhumatismales. Elle favorise aussi l'élimination rénale de l'eau et agit bien en cas d'oedèmes des membres inférieurs.

- **Le frêne** : cet arbre se rencontre un peu partout en Europe. Présence là encore de flavonoïdes lui conférant des propriétés diurétiques et anti-inflammatoires.

- **L'harpagophytum** : il existe enfin une plante que l'on utilise seule et que l'on ne connaît en Europe que depuis une quinzaine d'années : la racine d'harpagophytum encore appelée « racine de Widhoek » et « griffe du diable ».
  Elle vient du désert du Kalahari en Afrique du sud. C'est une plante qui lutte contre l'inflammation et qui permet ainsi de servir de relais au anti-inflammatoires chimiques. Son goût très amer en tisane fait préférer la forme gélule ou en lyophilisat.

Posologie

— Infusion de 4 plantes (**bouleau, cassis, reine des prés, frêne**)
Composer un mélange avec 100 g de chaque plante. Utiliser une poignée du mélange pour 1 litre d'eau bouillante. Laisser infuser 15 minutes. Filtrer. Boire le litre froid dans la journée entre les repas. Je conseille une cure de deux mois.

— Racine d'harpagophytum
En macération : 1 cuillère à café pour 1/2 litre d'eau bouillante, on laisse infuser toute la nuit. Boire le 1/2 litre dans la journée.
Mais son goût amer en tisane fait préférer la forme gélule ou lyophilisat.
En cas de fortes douleurs, prendre 6 gélules par jour pendant plusieurs mois. Après amélioration, passer à 3 gélules par jour.

Applications locales

Faire des applications d'argile verte sur la partie douloureuse, complétées par un massage avec une préparation d'huiles essentielles à base de gingembre, romarin, lavande, wintergreen, cyprès notamment.

Formule "frictions-douleurs" :

HE	**Romarin**	**10 ml**
	Lavande	**3 ml**
	Wintergreen	**3 ml**
	Cyprès	**3 ml**
	Genièvre	**3 ml**
TM	**Gingembre**	**15 ml**

Alcoolat de romarin qsp 150 ml

Ces huiles essentielles ont des propriétés antalgiques, décontracturantes et chauffantes, ce qui procure un réel soulagement.

Ostéoporose (cure de reminéralisation)

Pour le corps humain, le manque d'oxygénation, le surmenage, des carences en oligo-éléments, une élimination insuffisante, un mauvais fonctionnement des glandes digestives, tout cela favorise une augmentation du taux d'acidité.

Pour diminuer ce taux, le corps va prendre les sels minéraux des os, ce qui va entraîner une déminéralisation avec risque chez la femme ménopausée de voir apparaître l'ostéoporose.

Mon conseil

Pour pallier ce problème, il faut diminuer les viandes, la charcuterie, l'alcool, les thés et cafés. Il faut supprimer les fromages gras et fermentés, les jus de fruits, les tomates, les sucres cuits, les épinards, les betteraves, notamment. En revanche, on conseille de consommer du lait, des yaourts, des céréales. Par ailleurs en complément ou bien en relais d'un traitement médical, les plantes peuvent apporter un certain soulagement et pour se “reminéraliser”, il existe trois plantes majeures à prendre en *poudre.*

Composition

- **Prêle** : on la trouve dans les lieux humides à l’état sauvage. La poudre est très riche en substances minérales et plus particulièrement en silicium (que l’on retrouve dans le tissu conjonctif).
- **Ortie piquante :** cette plante est courante dans les zones de pâturage, c’est sa feuille qu’on utilise. En poudre, elle a les même propriétés que la prêle.
- **Lithothame** : c’est une petite algue marine riche en magnésium, fer, calcium, surtout en carbonate de calcium capable de neutraliser l’acidité de l’organisme.

Posologie

Prendre en alternance 2 cuillerées à café par jour de poudre dans un yaourt ou avec un peu d’eau, en privilégiant surtout la poudre de prêle.

Troubles digestifs

Mon conseil

Si après des excès de table, vous souffrez de troubles digestifs, tels que ballonnements, lourdeurs d'estomac, aérophagie, aérocolie, je vous conseille un mélange de cinq semences carminatives et digestives à boire en infusion : anis vert, badiane, carvi, fenouil doux, angélique.

Composition

- **Anis vert :** saveur chaude et sucrée. On utilise ses graines pour confectionner des gâteaux (canistrelli...). Seules ou en mélange, elles stimulent la digestion.

- **Badiane** : encore appelée anis étoilé, originaire de Chine, c'est le fruit d'un très bel arbre, toujours vert, de la famille des magnolias. L'anis étoilé a sensiblement les mêmes propriétés que l'anis vert. Il est très utilisé également dans la cuisine chinoise.

- **Carvi :** petite graine sombre, originaire d'Europe de l'Est que beaucoup confondent avec le cumin. En fait la graine est beaucoup plus aromatique. En cuisine c'est sur le munster qu'on le retrouve.

- **Fenouil doux** : il est différent de celui utilisé pour la cuisson du poisson. Très riche en huiles essentielles, il a des propriétés stomachiques et digestives.

- **Angélique :** fruit ailé, le plus gros de la famille des ombellifères. L'angélique est très utilisée comme les précédentes graines en confiserie. Ses vertus sont elles aussi digestives et carminatives.

Posologie

Compter une cuillerée à soupe du mélange pour 1 tasse à thé d'eau bouillante. Laisser bouillir 2 à 3 minutes, infuser 10 minutes. Boire 1 tasse après chaque repas.

AVANT LES FÊTES...

Réveillons de Noël et du jour de l'An, le temps des agapes est venu : gros repas, plats riches en graisse, friandises, chocolats... Afin d'éviter les troubles digestifs et hépatiques, voici quelques conseils pour terminer l'année en beauté.
La semaine qui précède les fêtes pour drainer le foie et la vésicule prenez au choix le matin à jeun :
— soit une ampoule d'extrait de ***radis noir et d'artichaut***
— soit une tasse de « tisane de longue vie » bien connue pour son goût très amer ou encore une infusion à base de fleurs de ***camomille romaine et feuilles de romarin.*** *Compter pour 1 tasse à thé d'eau bouillante : 10 fleurs de camomille, 1 cuillerée à café de feuilles de romarin. Infuser 10 minutes. Filtrer. Boire le matin à jeun.*
Bien sûr, vous poursuivrez cette cure après les fêtes pendant une dizaine de jours. Le soir même du réveillon, si vous êtes un adepte de l'homéopathie, prenez une heure avant de partir une dose de ***nux vomica.*** *Vous supporterez mieux un excès de bulles... Mais cela ne vous autorisera pas pour autant à prendre le volant !*
Si au lendemain de la fête, une migraine vous assaille, utilisez ce petit truc : passez sur le front et les tempes un bloc de ***menthol*** *qui calmera la douleur migraineuse en créant une forte sensation de froid.*

Protection et drainage hépatiques

Le drainage des voies hépatiques et biliaires s'adresse aux personnes désireuses de purifier leur organisme (élimination des toxines) et celles dont le foie et la vésicule fonctionnent mal.
Les plantes agissant sur le foie, agissent obligatoirement sur la vésicule biliaire, car elles sont bien souvent cholagogues et cholérétiques. Outre ces propriétés presque toujours rencontrées, nous verrons également que certaines plantes ont une action hépato-protectrice que l'on peut mettre à profit pour soigner hépatites, cirrhoses, séquelles d'alcoolisme.

Mon conseil

Il y a un grand choix de plantes à tropisme hépato-biliaire. Pour ma part, j'ai sélectionné celles qui sont à mes yeux les plus actives et efficaces. Une cure de drainage doit se faire **au minimum pendant 20 jours**. Elle peut être renouvelée autant de fois que nécessaire, mais elle ne peut s'effectuer qu'à condition que la vésicule biliaire ne soit pas envahie de calculs trop gros. En effet contracter une vésicule paresseuse est une bonne chose, car elle va mieux se vider, dans la mesure où elle est remplie de boue. Si en revanche les calculs biliaires sont trop gros, on risque une obstruction du cholédoque.
J'ai retenu 6 plantes, dont 3 ayant un effet hépato-protecteur tout en étant également cholagogues et cholérétiques.

Composition

• **Aubier de tilleul** : l'aubier de tilleul sauvage du Roussillon est la deuxième écorce du tilleul. Il se présente sous forme de petits copeaux rougeâtres, agit sur le foie et les reins.
Il s'utilise seul, sous forme d'une décoction comme suit : faire bouillir 40 g d'écorce dans 1 l d'eau pendant 20 minutes, laisser infuser 1/2 h puis filtrer. Boire 3/4 du litre de la décoction dans la journée. C'est un antispasmodique hépato-biliaire et je le conseille souvent lors de migraines d'origine hépatique.

• **Radis noir :** c'est une plante médicinale dont on utilise la racine, récoltée à la fin de l'été. Son enveloppe est noire, sa section blanche. Il a une odeur très forte et caractéristique due à son essence sulfurée. C'est un excellent draineur de la vésicule, valable en cas de lithiases biliaires légères (petits calculs).
Il s'utilise seul, uniquement le matin à jeun. Après la prise, il est conseillé de s'allonger 10 minutes sur le côté droit afin de mieux vider la vésicule. Son goût désagréable fait préférer la forme gélules à la teinture-mère ou la tisane.
Mode d'emploi du radis noir (*Raphanus niger*)
— racines : 1 cuillerée à café par tasse à thé d'eau bouillante.
Laisser bouillir 1 minute, puis infuser 10 minutes.
Boire 1 tasse de tisane froide et sans sucre le matin à jeun.
— gélules : dosées à 300 mg, en prendre 3 le matin à jeun avec un verre d'eau.
— teinture-mère : 80 gouttes dans un peu d'eau le matin à jeun.

- **Fumeterre :** dénommé également « fiel de la terre », ce surnom indique bien à quel point la plante est amère ! C'est une petite plante aux fleurs roses fort commune dans les champs cultivés. Elle contient un alcaloïde (la fumarine), qui lui confère ses propriétés amphocholérétiques, c'est-à-dire qu'elle agit sur la formation de la bile ainsi que sur son évacuation. Elle permet ainsi d'éviter la formation de calculs biliaires.

- **Chrysanthellum americanum** : hépato-protecteur, il préserve le foie des intoxications, de l'alcoolisme, des séquelles d'hépatites virales ou de cirrhoses (voir *cholestérol*).

- **Artichaut**: cette belle plante aux fleurs violettes est connue du public en tant que légume, dont on consomme la bractée. En phytothérapie, ce sont les feuilles qui nous intéressent. Leur principe actif est la cynarine. C'est un régénérateur de la cellule hépatique utilisé dans les ictères (jaunisse) ainsi que chez les cirrhotiques pour stimuler le renouvellement du foie. Par ailleurs, l'artichaut étant fortement cholérétique, il va agir sur la constipation sans irriter la muqueuse intestinale. Il est également diurétique par la présence de sels minéraux.
- **Chardon Marie** : c'est la plante fondamentale du foie. Son principe actif est la silymarine. Elle permet une guérison plus rapide des hépatites et des cyrrhoses en favorisant la reconstruction du foie et bien sûr en complément d'un traitement médical.

Posologie

Contrairement à l'aubier de tilleur et au radis noir qui doivent s'utiliser seuls du fait de leur mode de préparation bien particulier, les 4 autres plantes citées peuvent au choix s'utiliser seules ou associées entre elles.

— Seules : compter 1 cuillerée à soupe par tasse à thé. Infuser 10 minutes. Filtrer. Boire 1 tasse le matin à jeun et 1 avant le repas du soir.

— En association : le mode d'emploi est identique. Faire préparer un mélange de **fumeterre, chardon Marie, chrysanthellum et artichaut en comptant 50 g de chaque**. Cette infusion est amère, il est plus facile de l'absorber froide et sans sucre. Il va sans dire que tout drainage hépatique doit s'accompagner d'un régime alimentaire évitant les surcharges digestives.

Aérophagie-ballonnements

Pour éviter une grande partie de ces malaises digestifs, voici quelques règles de base à respecter

Mon conseil

Les dix commandements du confort gastrique :
— Manger à heures régulières dans le calme et lentement.
— Ne pas sauter de repas (s'en tenir à 3 ou 4 repas par jour).
— Bien mastiquer les aliments.
— Eviter les repas copieux.
— Ne pas boire ni manger trop chaud ou trop froid.
— Ne pas boire pendant les repas.
— Eviter les boissons gazeuses ou alcoolisées.
— Eviter les aliments trop sucrés (ne jamais consommer purs le sucre, le miel, les confitures), les crudités (artichauts à proscrire), les fromages fermentés, le pain blanc.
— Eviter le tabac.
— Se reposer 10 minutes après les repas, allongé sur le ventre.
Par ailleurs, après les repas, prenez l'habitude de boire une tisane favorisant la digestion au lieu d'un café souvent trop fort et irritant pour la muqueuse gastrique.
Cette tisane se laissera boire facilement car elle est fort agréable au goût. Elle se compose de semences dites carminatives (c'est-à-dire capable d'expulser les gaz de l'intestin).

Composition

- **Angélique**
- **Anis vert**
- **Fenouil doux** **aa 40 g**
- **Coriandre**
- **Anis étoilé**

Posologie

Composer un mélange de ces 5 semences, à raison de 40 g de chaque. Compter 1 cuillerée à soupe pour 1 tasse à thé d'eau bouillante. Laisser

bouillir 2 à 3 minutes les semences et infuser encore 5 minutes. Boire 1 tasse après chaque repas.
En cas de ballonnements importants, on peut adjoindre du charbon végétal en comprimés à raison de 2 comprimés midi et soir avant les repas.
Si vous êtes pressée, une préparation à base d'huiles d'essentielles vous conviendra davantage :

HE — **carvi**
— **coriandre**
— **mélisse** **aa 1 ml**
— **marjolaine**
en dilution dans de l'élixir de **papaïne qsp 60 ml**

Le carvi et la coriandre favorisent la digestion, évitent les fermentations, la mélisse et la marjolaine sont antispasmodiques. En prendre 30 gouttes dans un peu d'eau après chaque repas.

Colite

La colite désigne les affections inflammatoires du colon et, par extension, tout dysfonctionnement de cet organe. Il faut savoir que l'anxiété, la nervosité ou les tendances dépressives sont des facteurs de multiplication des risques. Le régime de la colite doit mettre au repos le colon et favoriser l'assimilation des aliments en amont, par l'intestin grêle. Il faut donc privilégier les aliments que l'intestin grêle pourra digérer facilement.

Mon conseil

Bannissez définitivement les légumes secs (haricots blancs, lentilles, pois-chiches etc.), les choux, choux-fleurs, artichauts, céleri... Tous les aliments qui fermentent et provoquent des gaz.
Supprimez les crudités, les fritures, les sauces grasses, la charcuterie, les condiments irritants, les alcools, les viandes faisandées. Evitez les sucres

rapides (sucre, confitures, fruits crus). Préférez le pain aux 5 céréales au pain blanc. En période de crise, pour vous soulager et petit à petit voir les crises s'espacer, je vous conseille une infusion composée d'un mélange adoucissant, digestif et antispasmodique, qui vous aidera beaucoup.
En cas de fermentations importantes, sucez dans la journée 6 à 8 pastilles de charbon végétal (qui favorise l'absorption des gaz). bLe plus important est bien de respecter le rythme des repas : prenez votre temps ! Mâchez bien les aliments, en gardant la bouche fermée pour ne pas avaler de l'air. Dernier conseil : en cas de crise très douloureuse, allongez-vous, une bouillotte chaude sur le ventre et n'oubliez pas la tisane !

Composition

- **Mélisse** : on l'appelle aussi « herbe au citron ». C'est une petite plante des sous-bois dont on utilise la feuille. Elle entre dans la composition de l'alcoolat de mélisse dit encore « eau de mélisse des Carmes », fort prisée par nos anciens comme digestif (à raison de quelques gouttes sur un sucre). Ses propriétés digestives et antispasmodiques sont dues à son huile essentielle.
- **Angélique** : voir *troubles digestifs.*
- **Ballote ou marrube noir** : plante fort commune le long des haies et des murs. Elle dégage une odeur désagréable, ce qui explique son nom de ballotte fétide ! Ses propriétés antispasmodiques et calmantes sont dues à la marrubiine et à plusieurs lactones.
- **Fleur d'oranger** : voir *troubles du sommeil.*
- **Citronnelle :** encore appelée « lemon-grass » c'est la « verveine des Indes ». Elle pousse spontanément dans les pays africains, aux Seychelles, à Madagascar. Elle se présente en grandes touffes de feuilles vertes et coupantes. Elle donne une boisson citronnée très agréable à boire.
- **Guimauve :** voir *rhume.*

Posologie

Composer un mélange de **mélisse, angélique, ballote, oranger, guimauve, citronnelle à part égale**. Utiliser 1 cuillère à soupe pour une tasse, laisser infuser 10 minutes. Boire après chaque repas.

Constipation

Elle se rencontre fréquemment et concerne en priorité les femmes. Ce sont elles qui ont souvent un système neuro-végétatif déréglé, qui utilisent des tranquillisants (lesquels constipent) et qui abusent de laxatifs forts depuis de nombreuses années.

Mes conseils

A toutes ces personnes, il faut dire de changer certaines de leurs habitudes, même si cela est difficile.

— *Drainer les voies hépato-biliaires*
Bien souvent la constipation est due simplement à une paresse de la vésicule biliaire.
La bile alors se déverse peu ou mal dans les intestins ce qui entraîne une constipation. Prendre impérativement en cure de 20 jours renouvelable une tasse d'infusion le matin à jeun, de plantes cholagogues et cholérétiques.
Notre tisane amère de « longue vie » souvent citée fera parfaitement l'affaire (**boldo, centaurée, marrube blanc, artichaut, camomille romaine, grande absinthe, écorce d'orange amère, à parts égales**). Si vous n'êtes pas tisane, prendre, toujours à jeun, une ampoule d'extrait de **radis noir** et d'**artichaut** dans un peu d'eau.

— *Boire beaucoup dans la journée : 1 l à 1,5 l par jour*
Je me suis aperçue que les femmes n'ont jamais soif. Il faut donc qu'elles se contraignent à boire régulièrement.

— *Adopter une alimentation adaptée*
Elle doit contenir un apport de fibres suffisant sous forme de pain complet, de son (pas plus d'une cuillerée à soupe par jour dans un yaourt). Manger surtout des légumes cuits à la vapeur aromatisés à l'huile d'olive, des fruits bien mûrs et même mieux, en compote.

— *Ne pas rester sédentaire*
Pratiquer un sport : marche, natation, gymnastique abdominale. Ne serait-ce que 10 mn par jour, faire des mouvements de bicyclette chez soi, allongée sur le dos.

— *Sucer 5 à 6 pastilles de pulpe de* ***casse-muette***
La casse est le fruit du caneficier, bel arbre qui croît en Egypte, Arabie, Indes et Antilles. Elle se présente en longues gousses rigides noires (souvent les gens la confondent avec le caroube aux propriétés totalement opposées) à l'intérieur desquelles se trouve une pulpe noirâtre au goût douceâtre et aigrelet à la fois. Facile d'utilisation, c'est un laxatif doux. On dit **casse-muette**, car quand les gousses sont récentes, la pulpe à l'intérieur remplit bien les cavités contenant les graines (d'où silence de la gousse) ; au contraire si la casse est vieille, la pulpe est sèche et les gousses, si on les secoue, font du bruit.

— *Augmenter le bol fécal, sans irriter les intestins*
Prendre chaque soir 1 cuillerée à soupe de graines de **psyllium** avec un grand verre d'eau. Le psyllium appartient à la famille des plantains, on l'appelle familièrement « herbe aux puces » car ses petites graines noires y ressemblent beaucoup. On retrouve le psyllium au Maroc, dans le sud de l'Italie et en Provence. Le plus estimé est celui de notre région de par sa teneur supérieure en mucilage.
Le cousin indien du psyllium s'appelle **ispaghul** et est également très utilisé. Leur richesse en mucilages permet d'agir au niveau intestinal de façon mécanique, sans irriter le colon.

Si, malgré tous ces conseils, votre constipation est vraiment opiniâtre, alors n'hésitez pas à prendre après les repas du soir le mélange de plantes suivant.

Composition

- **Guimauve** (racine) : elle apporte des mucilages.

- **Rhubarbe** (racine) : elle est originaire de Chine et du Tibet, a une odeur agréable de confiture et une saveur amère. C'est un excellent laxatif si l'on respecte les doses, qui peut se révéler purgatif à forte dose : attention donc à bien respecter posologie et mode d'emploi. *A savoir :* la rhubarbe est moins irritante que l'écorce de bourdaine ou les feuilles de séné.

- **Polypode de chêne** (racine) : encore appelé fougère des bois ou réglisse des bois, c'est une petite fougère dont on utilise le rhizome rameux, roussâtre, d'une saveur sucrée. C'est un laxatif doux grâce à son principe actif : la polypodine.

• **Graines de lin** : elles apportent des mucilages.

• **Réglisse ratissée** : elle est là pour édulcorer la tisane et faciliter son absorption.

Posologie

Composer un mélange de **racine de guimauve 50 g, racine de rhubarbe 50 g, racine de polypode de chêne 50 g, graines de lin 100 g, réglisse 50 g.**
Compter 1 cuillerée à soupe pour un bol d'eau bouillante. Faire bouillir 1 à 2 minutes. Laisser infuser 10 minutes. Filtrer. Boire 1 bol après le repas du soir.

Diarrhée

La diarrhée résulte de l'hypersécrétion de la muqueuse liée à son irritation. Il faut donc éliminer de l'alimentation tout ce qui l'entretient et accélère le transit pour mettre le colon au repos.

Mon conseil

Si la diarrhée est importante, faire une diète hydrique de 24 à 36 heures en buvant au moins 2 litres de liquides (eau de riz, tisane anti-diarrhéique, bouillon de légumes) et associer de la pulpe de pomme (2 à 3 pommes pelées, râpées et pilées).

Les jours suivants, s'alimenter **en supprimant** :
— les aliments riches en cellulose et lignine (légumes verts et fruits non pelés).
— les légumineuses (pois, haricots, lentilles) qui augmentent les fermentations intestinales.

— les crudités.
— les épices.
— les aliments riches en fructose (miel, fruits).
— le lait.
— l'alcool.

Eviter également :
— les boissons et aliments glacés.
— les bouillons de viandes et de poissons (très cholagogues).
— les préparations grasses.

En revanche, on peut **consommer** :
— les fromages frais écrémés.
— les yoghourts nature.
— certains fruits et légumes riches en pectines tels que citron, betterave, pomme râpée et crue, gelée de coing, framboise, groseille, poudre de cacao.
— des viandes blanches.
— des poissons non gras.

Prendre le matin à jeun un verre de lait d'argile blanche. Mettre la veille au soir 1 cuillerée à café de poudre d'argile blanche dans 1 verre d'eau. Remuer et laisser en contact toute la nuit. Au matin, remuer à nouveau et boire le tout.
L'argile blanche ou kaolin tapisse la muqueuse gastro-intestinale, la protège et absorbe les toxines présentes dans le tube digestif.
Prendre également plusieurs fois par jour une tisane antidiarréhique.

Composition

- **Ecorce de chêne** : le chêne rouvre (*quercus robur*) est un arbre de très grande taille pouvant atteindre 50 m de haut et commun dans les forêts siliceuses. Son écorce est extrêmement riche en tanins, qui lui confère ses propriétés astringentes et antidiarréhéiques.

- **Ratanhia** : arbuste originaire du Pérou (voir *aphtes*), sa racine est également très riche en tanins ce qui en fait un excellent astringent.

- **Simarouba** : cette écorce nous vient de la racine d'un arbre qui pousse en Guyane, au Brésil et aux Antilles. Son principe actif est le simarubine. Elle est antidiarrhéique et antidysentérique.

- **Salicaire** : plante herbacée (du latin *lithrum salicaria*) aux fleurs roses, très commune dans les endroits humides, au bord des cours d'eau, souvent à proximité des saules d'où son nom. Dans les campagnes, on l'appelle « l'herbe aux coliques », on ramasse ses sommités fleuries. Grâce à ses tanins galliques abondants, elle constitue un excellent antidiarrhéique.

- **Myrtilles** : cette baie, fort appréciée à titre comestible, a de nombreuses propriétés thérapeutiques. Sa richesse en anthocyanosides (vitamine P) lui fait exercer une action bénéfique sur la micro-circulation (au niveau des capillaires). Elle agit également dans le domaine ophtalmologique pour régénérer le pourpre rétinien et ainsi améliorer l'acuité visuelle. Ici, c'est une fois de plus sa richesse en tanins qui la rend antidiarrhéique. Elle a également un pouvoir antibactérien intéressant en cas de colibacillose.

Posologie

Composer un mélange de ces plantes (**écorce de chêne, ratanhia, simarouba, salicaire, myrtilles, 50 g de chaque**) et compter 1 cuillerée à soupe pour 1 bol d'eau bouillante. Laisser bouillir 5 minutes. Infuser 10 minutes puis filtrer. Boire 3 bols par jour entre les repas.

Bien évidemment, si la diarrhée persiste, consulter et faire pratiquer une analyse des selles.

Hernie hiatale

Ce phénomène fréquent et banal, encore appelé reflux gastro-oesophagien devient pathologique si sa fréquence et son intensité entraînent une oesophagite chronique.

Pour améliorer l'état du patient, il y a plusieurs règles strictes auxquelles il devra se conformer.

Mon conseil

— Manger plusieurs fois par jour en petite quantité, dans le calme, et bien mâcher.
— Ne jamais s'allonger tout de suite après un repas.
— Vivre avec l'œsophage **à la verticale**.
— Supprimer les boissons alcoolisées, gazeuses, excitantes (ni thé, ni café), le tabac, les agrumes, les tomates, les épices fortes.
— Après les repas, à la place du café, prendre une infusion du mélange indiqué ci-après.

Composition

- **Guimauve** (racine) : de par sa richesse en mucilages, elle est très adoucissante pour la muqueuse gastrique.

- **Consoude** (racine) : plante commune dans les prairies, la forme de ses feuilles lui vaut le surnom d'« oreilles d'âne ». L'appellation « consoude » lui vient de ce qu'on la croyait propre à réunir, à consolider les vaisseaux rompus, d'où son autre surnom d'« herbe à la coupure ».
  Elle se présente sous forme de racines noires à l'extérieur, contient également des mucilages et surtout de l'allantoïne aux propriétés adoucissantes et cicatrisantes mises à profit souvent en cosmétologie.

- **Réglisse ratissée** : elle se présente en morceaux de bois jaunes coupés, est débarrassée de sa partie externe (suber) ce qui lui enlève son goût âcre. On obtient ainsi une saveur douce et sucrée qui sert à édulcorer les tisanes. De plus, la réglisse, de par son principe actif la glycyrrizine, agit sur la muqueuse gastrique pour calmer et cicatriser (valable aussi dans les cas d'ulcère gastrique et de gastrite). La réglisse nous arrive principalement de la région de Bayonne pour la France, de l'Espagne et de la Calabre pour l'Italie. Seule contre-indication : avoir une hypertension déclarée.

- **Millepertuis** : je citerai plus loin cette plante à propos de la préparation de l'huile rouge pour soulager coups de soleil et brûlures au 1er degré (voir *beauté-bien-être*). En usage interne elle est vulnéraire et contribue à améliorer la muqueuse irritée par le suc gatrique.

- **Fenouil doux** (semences) : cette petite graine jaune à odeur agréable entre dans de nombreuses préparations à visée digestive, car elle est stomachique et carminative.

- **Matricaire** : encore appelée « camomille allemande », plus connue pour blondir les cheveux (cf. rubrique cheveux), elle possède également des propriétés anti-inflammatoires.

Posologie

Mélange : **racine de guimauve 100 g, racine de consoude 100 g, réglisse ratissée 50 g, sommités de millepertuis 50 g, semences de fenouil doux 100 g, matricaire 50 g**.

Compter 1 cuillerée à soupe pour 1 tasse à thé d'eau bouillante. Faire bouillir 1 minute, laisser infuser 10 minutes, filtrer.

Prendre une tasse après chaque repas.

Ulcère gastrique

La crise ulcéreuse se rencontre de moins en moins souvent grâce aux médicaments allopathiques performants. Toutefois en complément d'un traitement médical, on peut adopter quelques habitudes utiles.

Mes conseils

— Prendre une tisane après chaque repas (reprendre celle préconisée en cas d'hernie hiatale).

— Avant chaque repas, midi et soir, absorber 1 cuillerée à café d'argile blanche délayée dans un peu d'eau. L'argile blanche ou kaolin adoucit et neutralise l'hyperacidité gastrique et protège la muqueuse.

— Sucer du suc de réglisse dans la journée (sauf en cas d'hypertension).

— Bien sûr adopter une bonne hygiène alimentaire en supprimant le tabac, les alcools, thés et cafés forts, sucreries, plats épicés, agrumes, tomates, fromages fermentés, gibier et charcuterie (sauf jambon maigre).

Consommer de préférence des laitages (lait, yaourt, fromages non fermentés), des viandes maigres, des fruits cuits en compote, des poissons, des légumes frais cuits, un verre de bon vin rouge à la fin du repas (si autorisé par le médecin).
— Enfin, ne pas hésiter à associer une technique de relaxation, car on sait bien qu'un ulcère gastrique ne se développe pas chez une personne calme. Le soir, prendre la tisane du soir digestive et calmante (à base de roses pâles, citronnelle, oranger, verveine). Apprendre à respirer profondément et prendre un bain relaxant en versant 2 cuillerées à soupe de l'huile relaxante du « Père Blaize » dans l'eau de la baignoire (voir *insomnie*).

Rhume

Nez qui coule, nez qui se bouche, picotements dans la gorge, envie de tousser...
Mille et une petites misères pour lesquelles il existe autant de traitements curatifs.

Mon conseil

Parlons d'abord de prévention et particulièrement d'une règle d'hygiène que l'on devrait pratiquer quotidiennement même quand tout va bien : il s'agit du lavage des fosses nasales. A faire soit avec du sérum physiologique, soit avec de l'eau de mer pressurisée.
L'eau de mer a une action désinfectante grâce au sel, mais elle contient aussi des oligo-éléments qui stimulent les défenses immunitaires. Ce lavage doit s'effectuer matin et soir.
Pour renforcer vos défenses anti-rhume, je vous conseille de prendre pendant quelques jours, le matin à jeun, du cuivre sous forme d'oligo-élément. Dans la journée buvez 2 à 3 tasses d'une infusion chaude et sucrée avec du miel de forêt composée de 4 plantes (feuilles d'eucalyptus, bourgeons de pin, hysope, guimauve fleurs).

Composition

- **Eucalyptus** (feuilles) : c'est un arbre qui nous vient d'Australie ; sa feuille est très riche en huile essentielle dont le composant majeur est l'eucalyptol.
Les feuilles ont une action majeure sur l'appareil respiratoire, à la fois antibactérienne et fluidifiante des sécrétions bronchiques.

- **Bourgeons de pin** : ils dégagent une agréable odeur caractéristique liée à leur forte teneur en huile essentielle.
Il faudrait toujours en avoir dans sa pharmacie familiale, autant que l'eucalyptus, car les bourgeons de pin ont un pouvoir désinfectant et antiseptique des voies respiratoires. Donc ils sont très utiles dans les infections hivernales.

- **Hysope** (sommités fleuries) : plante de la famille des labiées fort répandue dans les Hautes-Alpes, à l'état sauvage dans les terrains secs. Ses petites fleurs bleues et son odeur camphrée la rendent facile à reconnaître.

Elle a aussi des propriétés désinfectantes, antibactériennes. Son goût aromatique la rend agréable à boire.

- **Guimauve** (fleurs) : ses fleurs blanc-rosé se cultivent dans le Nord de la France. Elles sont très riches en mucilages, ce qui leur confère des propriétés adoucissantes et émollientes. Donc parfaites dès qu'il y a un phénomène d'irritation quel qu'il soit et où qu'il soit.

  C'est pour cela que vous retrouverez les fleurs de guimauve dans beaucoup de mes formules de mélanges, par exemple : contre l'irritation de la gorge, des bronches, du tube digestif...

Posologie

Mélange : **feuilles d'eucalyptus 50 g, bourgeons de pin 50 g, hysope 50 g, guimauve fleurs 25 g**. Compter une cuillerée à soupe pour une tasse à thé d'eau bouillante.

Faire bouillir quelques secondes et laisser infuser 10 minutes. A boire dans la journée, à raison de 2 à 3 tasses d'une infusion chaude et sucrée avec du miel de forêt.

NEZ BOUCHÉ

Pour désinfecter et décongestionner fosses nasales et sinus, les inhalations sèches d'huiles essentielles soulagent bien. Le mélange est composé à parties égales d'huiles essentielles d'eucalyptus, de niaouli et de cajeput. Il est efficace.

On en met quelques gouttes sur un mouchoir que l'on respire plusieurs fois par jour.

Pour bien désinfecter un appartement, l'idéal est d'avoir un diffuseur d'essences aromatiques électrique. Elles se répandent ainsi beaucoup mieux dans l'atmosphère.

Sinusite et rhinopharyngite

Ces inflammations du rhinopharynx et des sinus sont plus que fréquentes chez certains enfants jusqu'à l'âge de 8 à 10 ans, ainsi que chez de nombreux adultes.

Mon conseil

— Comme je viens de l'indiquer pour les problèmes de rhume et de nez bouché (voir article précédent), il s'avère toujours très bénéfique de pratiquer régulièrement un lavage des fosses nasales (chaque soir, même quand tout va bien).

— Pour éviter les rechutes, il faut stimuler les défenses en prenant à partir du mois d'octobre jusqu'en avril 1 dose de cuivre, or, argent en oligo-éléments à prendre sous la langue, le matin à jeun.

— Associer également 2 capsules d'huile de foie de morue, car sa richesse en vitamine A et D contribue à aider l'enfant sujet aux rhinopharyngites à répétition (idem pour l'adulte).

— Enfin ne pas oublier de désinfecter l'atmosphère et les voies respiratoires (voir encadré : *nez bouché*).

Par ailleurs boire 2 fois par jour une tisane bien chaude sucrée avec du miel et composée comme suit.

Composition

- **Eucalyptus, bourgeons de sapin :** utiles tous les deux pour désinfecter sinus et rhinopharynx.

- **Plantain, marjolaine :** pour freiner les phénomènes allergiques et calmer l'inflammation.

Posologie

Composer un mélange de ces 4 plantes : **eucalyptus, bourgeons de sapin, plantain, marjolaine à raison de 50 g de chaque**. Compter 1 cuillerée à café pour un enfant, 1 cuillerée à soupe pour un adulte pour une tasse à thé d'eau bouillante. Laisser infuser 10 minutes. Filtrer.

A savoir: ce traitement peut également s'appliquer aux allergies respiratoires comme le rhume des foins.

Etat grippal

Si vous n'avez pas eu le temps ou tout simplement oublié de vous faire vacciner, voici quelques indications pour vous protéger "naturellement".

Mon conseil

Pour stimuler vos défenses prenez le matin une dose de cuivre, or, argent en oligo-éléments, ainsi que des plantes (soit sous forme d'ampoules, soit en gélules), telles le lapacho et l'échinacée.

Il existe également un champignon japonais répondant au nom de « shitaker » qui a la propriété de renforcer la vitalité de l'organisme. Le shitaker est une source importante d'acides aminés, de vitamines et de minéraux. Il a un effet vitalisant exceptionnel.

Pour désinfecter l'atmosphère et les voies respiratoires, vous ferez appel aux huiles essentielles d'eucaplyptus, de cajeput et de niaouli en faisant des inhalations sèches (voir *nez bouché*).

Enfin si malgré toutes ces précautions, la grippe est là , je vous conseille la tisane citée ci-dessous.

Composition

- **Eucalyptus, bourgeons de sapin, hysope :** pour aider à mieux respirer.

- **Cannelle, clou de girofle :** pour leur richesse en huiles essentielles et leurs propriétés anti-infectieuses.

Posologie

Mélange : **eucalyptus 30 g, bourgeons de sapin 20 g, hysope 20 g, cannelle 20 g, clous de girofle 10 g**.
Compter une petite cuillerée à soupe de ce mélange pour un bol d'eau bouillante. Faire bouillir une minute. Laisser infuser 10 minutes. Filtrer. A boire bien chaud et à sucrer avec du miel.
On peut associer à cette tisane de la vitamine C naturelle comme la fleur d'hibiscus ou les baies de cynorrodons. Mais la prendre uniquement dans la matinée pour être certain de bien dormir la nuit !

Toux

Mon conseil

Quatre fleurs pour une toux… On les appelle « espèces pectorales ». Leur mélange joliment coloré, fait déjà plaisir à l'œil. Pour calmer une toux bénigne et occasionnelle, elles sont très efficaces, à prendre en infusion bien chaude, sucrée avec du miel.
Ces quatre fleurs sont en réalité au nombre de sept. Leur mélange rouge, jaune, blanc et bleu est composé de fleurs de mauve, guimauve, violette, bouillon blanc, tussilage, pied de chat et de coquelicot.

Composition

- **Mauve** *(malva sylvestris) :* ses fleurs ressemblent à de gros papillons bleu. Elles contiennent mucilages et anthocyanes. Elles sont béchiques, émollientes et pectorales.

- **Guimauve** *(althea officinalis) :* déjà citée dans de précédents articles, sa fleur est très riche en mucilage et a les mêmes propriétés que la mauve.

- **Violette** *(viola odorata) :* petite fleur sauvage des sous-bois bien connue des fleuristes et des confiseurs. Elle a des propriétés béchiques (facilite l'expectoration). Celle utilisée en herboristerie est la violette sauvage d'Auvergne.

- **Le bouillon blanc** (*verbascum thapsus*) : grande hampe florale aux fleurs jaunes poussant sur les talus au bord des chemins, le bouillon blanc est facile à reconnaître. Il est connu pour ses propriétés anti-inflammatoires et anti-bactériennes.

- **Tussilage** *(tussilago farfara) :* du latin *tussi* = toux et de *ago* = je chasse. Encore appelé « pas d'âne » car ses feuilles ressemblent à l'empreinte du sabot de cet animal. Ses fleurs jaunes sont elles aussi très riches en mucilages.

- **Le pied de chat** : petite fleur blanche d'aspect duveteux ressemblant à des pattes de chaton. Là encore présence de mucilage donnant des propriétés adoucissantes.

- **Coquelicot** *(papaver rhoeas) :* ses pétales d'un rouge vif vont, en séchant, devenir couleur lie de vin. Ils contiennent des anthocyanosides, des alcaloïdes, des mucilages. Le coquelicot est un sédatif de la toux, un antispasmodique ainsi qu'un hypnotique léger souvent préconisé pour favoriser le sommeil.

  Si votre toux est grasse, ajoutez à votre infusion de fleurs pectorales une cuillerée à café de sommités de **serpolet** : c'est un petit thym sauvage aux fleurs roses poussant en altitude. Son odeur est beaucoup plus fine que celle du thym vulgaire. Le serpolet a des propriétés antiseptiques et antibactériennes.

Posologie

En général, la posologie est d'une cuillerée à soupe par tasse à thé d'eau bouillante. On laisse infuser 10 minutes, on filtre à l'aide d'un **linge fin**. Il faut la boire bien chaude et, si possible, enrichie de miel.

Si votre toux persiste, consultez sans tarder un médecin, voire un spécialiste des voies respiratoires.

Enrouement, aphonie

Avec le froid, on est nombreux à se plaindre de maux de gorge, d'enrouement, voire d'extinction de voix. Le larynx étant la partie la plus étroite de la gorge, il supporte fort mal la moindre inflammation qui se manifeste très vite par une dysphonie (enrouement, voix rauque) pouvant aller jusqu'à l'aphonie totale.

Mon conseil

Si le repos vocal est en principe de rigueur, il est aussi difficile à réaliser. Voici donc quelques conseils pour soulager rapidement cette gêne : une tisane à boire 2 à 3 fois par jour, des gargarismes à pratiquer et des gommes à mâcher.

En quelques jours cette gêne devrait disparaître. Toutefois si votre aphonie persiste au-delà, consultez sans tarder un spécialiste.

Composition

- **Erysimum** : petite plante herbacée à fleurs jaunes poussant au bord des chemins un peu partout en Europe. Il a de nombreux noms de baptême tels que Velar, Sissymbre, « herbe aux chantres ». Bien qu'utilisé depuis l'Antiquité, il est surtout très apprécié à partir du XVIIe siècle. Racine lui-même l'a conseillé à Boileau qui s'était plaint d'être aphone. Depuis, il est devenu la plante des comédiens et des chanteurs.

  Son action sur la voix est due à la présence de composés soufrés, présence qui confère à la plante une odeur peu agréable.

- **Ronce** (feuilles) : elles sont fournies par un arbrisseau de haies présent dans toute l'Europe. Depuis la Préhistoire, les hommes apprécient leurs fruits. Ce sont les délicieuses mûres rafraîchissantes noires et brillantes.

  Les feuilles de ronces sont très riches en tanins, ce qui explique leurs propriétés astringentes (mises à profit en tisane à boire et également en gargarisme).

- **Thym** : nous autres Provençaux le connaissons bien tant pour son usage culinaire que médicinal. Très riche en huile essentielle, le thym a des propriétés antiseptiques désinfectantes.

- **Guimauve** (fleurs) : j'en ai déjà vanté les vertus (voir *rhume*). Grâce à ses mucilages, elle est adoucissante et émolliente.

Posologie

Mélange : **erysimum, feuilles de ronces, thym et fleurs de guimauve de 30 g à parts égales**. Compter une cuillerée à soupe du mélange pour une tasse à thé d'eau bouillante. Laisser infuser 15 minutes. Filtrer. Boire 2 ou 3 tasses par jour de cette infusion bien chaude et sucrée avec du miel de thym et de forêt.

LES GARGARISMES

Pour pratiquer des gargarismes, vous pouvez utiliser la tisane ci-dessus 2 à 3 fois par jour ou alors utiliser quelques gouttes de teinture mère de Propolis (30 gouttes) diluées dans un peu d'eau.
La ***propolis*** *est une substance résineuse jaune foncé, à odeur forte et typique qui vient des ruches. En effet les abeilles la collectent sur diverses plantes et surtout sur les bourgeons de certains arbres (pins, chênes, peupliers, bouleaux, hêtres...) et s'en servent pour cimenter leur ruche et la défendre contre les bactéries et les champignons.*
La propolis a des propriétés antivirales, bactériostatiques (entraînant la destruction des bactéries) anti-inflammatoires et cicatrisantes.
Dans la journée, n'hésitez pas à sucer 6 à 8 pastilles de gomme à mâcher de propolis pour calmer vos maux de gorge.

Aphte

Il s'agit d'une lésion superficielle de la muqueuse buccale. C'est un petit "bobo" fort gênant même s'il est anodin, surtout quand il revient avec régularité. Afin d'éviter son apparition, voici quelques conseils d'hygiène alimentaire.

Mon conseil

Supprimez de l'alimentation : gruyère, ananas, noix et noisettes, agrumes, alcool. Prenez tous les jours 1 cuillerée à café de poudre de levure de bière dans un yaourt. Cela équilibrera votre flore digestive.

Vérifier que vous n'avez pas de problème de dentition, car quelquefois une incompatibilité entre certains métaux occasionne une irritation dans la bouche. Consultez votre dentiste.

Enfin préparez-vous en bains de bouche la décoction que je vous indique ci-après.

Composition

- **Guimauve** (racine) : la racine de guimauve se retrouve toujours dans des cas d'inflammation, car grâce à sa richesse en mucilages, cette plante est très adoucissante.

- **Ratanhia** (racine) : elle se retrouve dans bon nombre de préparations de dentifrices pour tonifier la muqueuse buccale et les gencives. Le ratanhia est un petit arbuste qui pousse au Pérou. Depuis des centaines d'années les dames de Lima l'utilisent pour la beauté de leurs dents et de leurs gencives. Cette racine rougeâtre est très riche en tanins, ce qui en fait un astringent puissant.

Posologie

Compter 1 cuillerée à soupe pour 1 bol d'eau bouillante. Faire bouillir 5 minutes, laisser infuser 10 minutes. Utiliser en bains de bouche tièdes.

Si vous êtes pressée, mettez 30 gouttes dans un peu d'eau tiède d'une préparation cicatrisante, désinfectante à base d'huiles essentielles et de teintures-mères :

— HE de	**girofle**	
	géranium	**aa 1 ml**
	citron	
— TM	**ratanhia**	
	propolis	**aa qsp 30 ml**

Citron, géranium et girofle ont des propriétés cicatrisantes, tandis que la teinture mère de Propolis est si étonnante pour ses qualités régénérantes et apaisantes.

A savoir : la propolis est la substance résineuse récoltée sur les bourgeons par les abeilles afin d'obturer parfaitement les fissures de la ruche. Nous la retrouvons dans bien d'autres applications, car on la considère comme un « antibiotique végétal » fort utile en cas d'angine, de candidose. D'ailleurs le petit traitement cité plus haut s'applique également en cas de candidoses buccales.

Yeux rougis, irrités, congestionnées

Des plantes « casse-lunette » : cette expression populaire désigne des plantes connues et utilisées depuis fort longtemps pour soulager par voie externe des yeux rougis, irrités ou congestionnés.

Mon conseil

Parmi les plantes « casse-lunettes », les plus employées sont : le bleuet, le plantain, l'euphraise, le mélilot, la camomille romaine. On les utilise en infusion pour laver les yeux ou pour faire des compresses.

Composition

- **Bleuet** : il fait partie de la famille des centaurées. On l'utilise souvent seul grâce à son eau florale obtenue par distillation des pétales. Il doit ses propriétés astringentes à la présence de tanins.

- **Plantain :** pour soigner les yeux, il s'agit du *plantago major* dont on ramasse les feuilles. Sa richesse en tanins explique son action astringente utilisée pour soigner conjonctivite et blépharite.

- **Euphraise** : on l'appelle aussi « herbe aux myopes » ou « délice des yeux ». Tout un programme ! Cette petite plante aux fleurs jaunes et blanches est très fréquente dans nos montagnes, les pâturages et jusqu'à la limite des neiges éternelles. Fort connue, elle est utilisée depuis le Moyen Age contre les maux d'yeux tels que larmoiements, conjonctivites, orgelets. Là encore, présence de tanins et substances résineuses.

- **Mélilot** : plante herbacée à fleurs jaunes sentant bon le miel (d'où son nom), on le trouve dans presque toute l'Europe. Il doit ses propriétés anti-inflammatoires à la présence de résines, tanins et glucosides.

- **Camomille romaine** : elle est connue pour ses grosses fleurs blanches à odeur aromatique et à saveur amère. Elle est très employée par voie interne pour dégorger une vésicule biliaire paresseuse. Mais il s'agit ici de son emploi en usage externe associé au bleuet, plantain, à l'euphraise et au mélilot.

La camomille a des vertus adoucissantes et apaisantes tant pour les yeux que pour le visage (en lotion), dues à la présence d'une huile essentielle : l'azulène.

Posologie

Mélange : **bleuet, plantain, euphraise, mélilot, camomille romaine, 20 g de chaque**. Faire bouillir de l'eau de source, ajouter une cuillerée à soupe du mélange, laisser infuser 15 minutes et filtrer.
Faire des compresses matin et soir que l'on garde 10 minutes.
A utiliser également pour laver les yeux.
Attention : la préparation est à refaire chaque jour, car elle ne se conserve pas.

ACUITÉ VISUELLE

Si vous voulez améliorer votre acuité visuelle, votre vision nocturne, ne plus être ébloui quand vous conduisez la nuit : prenez pendant deux mois de la ***myrtille*** *soit en pulpe, soit en capsules (2 capsules par jour pendant 2 mois tous les matins).*
Pendant la Deuxième Guerre mondiale, les aviateurs anglais prenaient de la myrtille pour améliorer leur vue. De nos jours des essais ont été faits sur des personnes travaillant devant des écrans informatiques. Là encore, on constate une nette amélioration des troubles, la lumière des écrans est mieux supportée. Cette petite baie noire riche, notamment en tanins, vitamine C et provitamine A, si valable pour améliorer la vision est en outre fort agréable à consommer !

Insomnie (tisane sédative)

« Je n'arrive pas à m'endormir » ; « Je me réveille au milieu de la nuit » ; « Je me lève aussi fatigué que la veille »... Complaintes répétées au fil des jours, elles traduisent les difficultés de notre vie moderne, la fatigue accumulée, le surmenage.

Mon conseil

Dès le matin, au petit-déjeuner, prendre des céréales, des fruits secs, ainsi que de la gelée royale et du ginseng (en ampoules, poudre ou gélules, voir *cures anti-fatigue*).

Vous aurez ainsi une ration quotidienne suffisante de vitamines et minéraux dont le magnésium qui est régulateur du système nerveux. Je vous rappelle quatre règles pour bien dormir :

— rétablir une bonne hygiène de vie,

— supprimer les excitants, café, thé, tabac, alcool,

— éviter le soir les repas lourds, riches en viandes rouges,

— prendre une infusion chaude au coucher.

Plusieurs plantes favorisent le sommeil et parviennent à atténuer l'angoisse et le stress. Cinq sont majeures dans ce domaine et constituent une bonne tisane sédative.

Composition

• **Valériane** : une plante fort commune dans notre région, dont on utilise la racine. Son odeur (qui attire les chats) peut parfois rebuter et c'est dommage, car elle favorise le sommeil. Elle est également fort appréciée dans les sevrages tabagiques.

• **Passiflore** : une belle liane originaire du Mexique où elle était utilisée par les Aztèques pour ses propriétés sédatives. Ce sont les Jésuites espagnols qui l'ont ramenée en France sous le nom de « fleur de la passion ». La partie aérienne de la plante contient des flavonoïdes et alcaloïdes responsables de son action sédative. Son utilisation permet également progressivement le sevrage des hypnotiques.

• **Escoltzia** ou « pavot de Californie » : il couvre de vastes étendues à proximité des forêts de séquoias. C'est un hypnotique naturel par son alcaloïde, la *californidine*. Elle supprime les difficultés d'endormissement, les cauchemars et les réveils nocturnes. Elle est anxiolytique et antispasmodique.

- **Aubépine** : c'est la « plante du cœur ». On utilise ses fleurs ramassées en boutons. Son action a été découverte à la fin du XIXe siècle. Les flavonoïdes présents dans la plante agissent sur le rythme cardiaque pour le régulariser (palpitations, spasmophilie).
  Elle agit aussi sur le système nerveux central en réduisant la nervosité des adultes et des enfants.

- **Oranger bigaradier** : fort connu et apprécié sur le pourtour méditerranéen, il est utilisé en pâtisserie (gâteau des rois, navettes), en parfumerie (usines de Grasse), il l'est aussi en aromathérapie et phytothérapie. On utilise la fleur en bouton. Elle se prépare uniquement en infusion.

Posologie

Mélange : **escoltzia, passiflore, oranger, aubépine, valériane à raison de 40 g pour chaque plante**. Compter une cuillerée à soupe de ce mélange par tasse à thé d'eau bouillante. Boire une tasse de tisane à 17 heures et surtout une au moment du coucher.
Il est toujours mieux d'associer les plantes, car il se crée une synergie d'action entre elles. Ne pas oublier de sucrer la tisane calmante avec du miel de lavande ou du miel de tilleul, elle n'en sera que plus efficace.

Formule "huile relaxante"

HE	**Lavande**	
	Petit-grain	**aa 5 ml**
	Marjolaine	

Base hydrodispersante qsp 150 ml

"MON BAIN"

Le soir, pour vous détendre encore davantage prenez un bain avec deux cuillerées à soupe d'une ***huile relaxante*** *composée d'huiles essentielles de* ***lavande****,* ***marjolaine*** *et* ***petit-grain****. Vous pouvez aussi utiliser cette huile pour un massage du plexus solaire et de la plante des pieds.*

Et si une âme charitable peut vous masser le long de la colonne vertébrale, ce n'en sera que mieux.
En vous couchant, respectez un certain rituel : lumière douce, un peu de lecture, tisane chaude. Dites-vous bien que les plantes ont, certes, une action lente, mais il n'y a pas d'effets secondaires de somnolence, ni de perte de mémoire, ni d'effet d'accoutumance. Il ne vous reste plus maintenant qu'à faire de beaux rêves !

Troubles du sommeil (les plantes relais)

Les Français sont de gros consommateurs de "médicaments pour dormir". Un Français sur trois dont une majorité de femmes y a régulièrement recours. Malheureusement ces traitements au long cours ne sont pas dénués d'effets secondaires, en plus du risque d'accoutumance. Certains peuvent amoindrir les facultés de mémorisation et de concentration, induire des troubles de la vigilance, perturber l'humeur et engendrer une forte dépendance.

Mon conseil

Alors, pourquoi ne pas se tourner vers les plantes ? Elles sont efficaces, on les utilise depuis l'Antiquité et votre pharmacien-herboriste saura vous conseiller. En voici quelques-unes adaptées chacune à des troubles spécifiques.

Composition

- **Le bigaradier pour faciliter l'endormissement** : cet arbre originaire de Chine n'est autre que l'oranger amer. La distillation de ses fleurs blanches produit l'eau de fleur d'oranger, calmante et digestive. Ses feuilles sont utilisées depuis toujours pour leurs propriétés sédatives, légèrement hypnotiques et antispasmodiques. On les utilise généralement comme sédatif anti-stress pour faciliter l'endormissement. Ses feuilles renferment des flavonoïdes et des tanins à action sédative, antispasmodique et tranquillisante. Elles apaisent la nervosité, calment le trac en période d'examen, facilitent l'endormissement. Le réveil est facile, sans somnolence et sans sensation de fatigue.

- **Le houblon pour un sommeil réparateur** : soporifique par son essence, stomachique par son principe amer, il est aussi dépuratif, sudorifique et fébrifuge. Depuis longtemps, la médecine populaire conseillait de placer des cônes de houblon dans l'oreiller. Les propriétés du houblon ont été vérifiées vers 1930 par le Dr Groenberg qui écrit que « les effets du houblon, en tant que somnifère sont caractérisés par l'assoupissement lent, l'intensité du sommeil et sa durée ».

- **La ballote, une plante majeure** : elle est utilisée depuis le XVIIe siècle contre les névroses, l'hystérie et l'hypocondrie. Des études cliniques ont mis en évidence ses propriétés sédatives et anxiolytiques. Elle favorise l'endormissement, accroît la qualité et la durée du sommeil et améliore considérablement les états anxieux et dépressifs.

Posologie

Bigaradier, houblon, ballote 50 g de chaque. Prendre 1 cuillerée à café de chaque plante. Faire bouillir et laisser infuser 10 minutes. Boire une tasse au coucher.

Cystite

Si vous éprouvez des difficultés à uriner avec envie fréquente et brûlure à la miction, c'est que vous faites un début de cystite.
Si la cystite s'accompagne de fièvre, consultez sans attendre votre médecin. Sinon adoptez immédiatement un régime alimentaire strict.

Mon conseil

Supprimez les viandes rouges, les plats en sauce, piments, condiments, épices, thés, cafés, alcools.
Mettez-vous aux légumes verts cuits à la vapeur, aux viandes blanches, aux poissons maigres. Evitez de prendre froid (surtout au niveau des pieds… ne marchez pas les pieds nus).
Evitez la constipation qui est souvent la cause de colibacilloses. Surtout buvez beaucoup : 1,5 à 2 litres d'eau par jour, dont 1 litre de la tisane que je vous recommande.

Composition

- **La busserole ou UVA-URSI** : encore appelée « raison d'ours » à cause de ses baies rouges aigrelettes et rafraîchissantes que l'on trouve dans les Alpes, les Pyrénées, le Jura. On utilise ses petites feuilles vertes.
  Elles sont riches en arbutoside qui est un puissant antiseptique urinaire et intestinal actif sur les colibacilles, principaux germes responsables des infections urinaires. Les nombreux tanins présents dans la feuille de busserole sont anti-inflammatoires. La busserole est diurétique et favorise également l'élimination rénale de l'urée.

- **La bruyère** : qui ne connaît ces jolies fleurs roses dans nos collines au mois d'octobre et novembre ? La bruyère croît spontanément dans les bois, les landes et les falaises maritimes dans toute l'Europe.
  Ce sont ses tanins et ses flavonoïdes qui lui confèrent ses propriétés antiseptiques sur l'appareil urinaire. La bruyère est diurétique et permet d'augmenter le volume des urines, ce qui est indispensable pour traiter les infections de ce type.

- **Guimauve en fleurs** : voir *rhume*. Sa richesse en mucilage la rend indispensable pour adoucir toute inflammation.

Posologie

Mélange : **busserole ou UVA-URSI 150 g, bruyère 100 g, guimauve en fleurs 50 g**. Mettre 20 g (1 poignée) pour 1 litre d'eau bouillante. Laisser bouillir 2 à 3 minutes, infuser 20 minutes, filtrer, boire le litre entre les repas, à température ambiante (ne pas boire glacé). A faire pendant au moins 15 jours.

Coliques néphrétiques et lithiases urinaires

Elles se manifestent par une forte douleur provoquée par l'obstruction soudaine d'un uretère. En cas d'obstruction due à un calcul, on parle de lithiases urinaires qui sont en général soit :
— uriques (les sels sont des urates),
— oxaliques (les sels sont des oxalates),
— phosphatiques (les sels sont des phosphates).

Mon conseil

Dans les cas de lithiase, il faut boire pour éliminer au moins 2 litres d'urines par 24 heures.
Attention : pendant les périodes de forte chaleur, il faut dire au patient d'augmenter le volume de boissons hydriques car la transpiration, en été, est bien plus abondante, d'où risque accru de calculs.
L'homme normal boit pour uriner, le lithiasique, lui, doit uriner pour boire. Il doit acquérir le réflexe de boire après chaque miction et avoir toujours de l'eau à disposition. En outre un régime alimentaire s'impose selon la nature de la lithiase. Il faut surveiller le pH des urines et savoir qu'il faut :
— alcaniser (augmenter le pH) les urines dans la lithiase urique (même traitement que pour la goutte).

— acidifier (baisser le pH) en cas de lithiase oxalique ou phosphatique.

Aliments alcalinisants (pH > ou = 7-7,5)
— tous les aliments végétaux sauf les céréales (abricot, carotte, épinard, orange, haricot...).
— le lait.
— eaux bicarbonatées sodiques telles que Vichy.

Aliments acidifiants (pH < ou = 6)
— aliments d'origine animale sauf le lait.
— céréales.
— charcuterie.
— poissons, viandes.
Il ne faut pas confondre goût acide et aliment acidifiant. Le citron par exemple, comme les autres agrumes, est alcalinisant.

A savoir :
— une lithiase urique qui est acide implique d'alcaliniser les urines.
— une lithiase phosphatique étant alcaline implique d'acidifier les urines
— une lithiase oxalique est un peu à part. Il faut surtout interdire les aliments riches en acide oxalique tels que : oseille, épinard, betterave, rhubarbe, gelatine, gelée, thé fort en grande quantité, chocolat, cacao.
En cas de crise, depuis que l'officine existe, on a toujours proposé une plante capable de soulager efficacement et d'aider à évacuer certains calculs : la sabline.

Composition

- **Sabline** *ou arenaria rubra* : petite plante aux fleurs rouges qui pousse dans les terrains sablonneux, que l'on retrouve sur le pourtour méditerranéen. Efficacité garantie pour soulager les crises douloureuses et ce, quel que soit le type de calcul. On appelle familièrement cette plante « casse-pierre ».

Posologie

Elle s'utilise en cure de 20 jours renouvelable. Compter 400 g pour une cure. Il faut 1 poignée (20 g) pour 1 litre d'eau bouillante. Laisser infuser 15 minutes. Filtrer à travers une gaze. Laisser refroidir. Boire le litre dans la journée.

Son goût n'est pas très agréable, mais on peut l'améliorer avec quelques grains d'anis vert ou de fenouil.

Troubles de la prostate

Cette petite glande, propre au sexe masculin cause bien des problèmes à partir de 55-60 ans.

Après consultation de l'urologue, si ce dernier n'est pas d'accord pour une intervention chirurgicale immédiate, mieux vaut essayer de suivre un traitement pendant 3 mois afin d'atténuer les problèmes inhérents à l'hypertrophie prostatique.

Mon conseil

— Prendre des vitamines sous la forme de **pollen,** qui se présente en pelotes de couleur jaune. Il est récolté sur les fleurs par les abeilles butineuses. Le pollen est une source importante de protéines, d'acides aminés, de vitamines (surtout celles du groupe B) et de minéraux. C'est un excellent tonifiant et un rééquilibrant fonctionnel. On prend une cuillerée à soupe de pelotes que l'on avale sans avoir besoin de mâcher, le matin à jeun avec 1 verre d'eau.

— Prendre du zinc sous la forme **d'huile de pépins de courge.** De couleur brun foncé, à odeur forte, elle est épaisse et peu agréable à utiliser. On lui préfèrera donc des capsules : en prendre 3 par jour pendant au moins 2 à 3 mois. Cette huile est très riche en zinc et on s'est aperçu qu'une carence de cet oligo-élément occasionnait des troubles prostatiques.

— Enfin associer à cela une tisane décongestionnante et apaisante préparée comme suit.

Composition

- **Bruyère** (fleurs) : voir *cystite*.
- **Epilobe** : c'est une plante vivace aux fleurs rose vif que l'on trouve surtout dans les régions montagneuses vers 2 300 m. Elle se situe à peu près partout en Europe, sauf dans la région méditerranéenne. La présence de tanins dans cette plante la rend astringente (qui resserre les tissus) et lui confère par là même une action décongestionnante.
- **Busserolle** (feuilles) : voir *cystite*.
- **Guimauve** (fleurs) : elle est adoucissante grâce à ses mucilages.

Posologie

Faire préparer le mélange suivant (**bruyère, épilobe, busserole à raison de 100 g chacune, guimauve 50 g**). Compter 3 cuillerées à soupe du mélange pour 1 litre d'eau bouillante. Laisser infuser 15 minutes. Filtrer. Boire le litre dans la journée.

Troubles circulatoires

Mon conseil

Pour améliorer une circulation défectueuse :
— pensez à vos kilos superflus. Essayez de mincir, vos jambes ne s'en porteront que mieux.
— évitez le port de pantalons trop serrés, de mi-bas, de chaussures mal adaptées.
— veillez à ne pas être constipé.
— supprimez les mets trop épicés et si vous fumez, réduisez votre consommation de tabac.
— Prenez le temps de faire de l'exercice : marche, natation, vélo, excursions...
Et n'hésitez pas à vous aider grâce aux plantes traditionnellement utilisées dans les troubles circulatoires (mélilot, vigne rouge, hamamélis, marron d'Inde, cyprès...)

Composition

- **Mélilot** : cette plante aux fleurs jaunes très odorantes, encore appelée « fleur de miel », se rencontre partout, le long des chemins, comme dans les prés.
  Ses flavonoïdes (coumarine et melilotoside) lui confèrent une action anti-œdémateuse et fluidifiante sanguine. Elle agit contre les séquelles de phlébites, ainsi que les hémorroïdes.

- **Vigne rouge** : c'est la feuille qui est utilisée. Cette espèce ligneuse et grimpante issue des cépages teinturiers est la plante par excellence des problèmes circulatoires. Sa feuille renferme des anthocyanosides lui donnant à l'automne une couleur rouge caractéristique. Ces anthocyanosides ont une remarquable activité vitaminique P : ils diminuent la perméabilité capillaire et augmentent leur résistance.
  Ils évitent la stase veineuse, cette action angioprotectrice est augmentée par la présence de tanins, astringents et vasoconstricteurs qui favorisent le retour veineux. La vigne rouge est parfaite en cas de varices, fragilité capillaire, jambes lourdes.

- **Hamamélis** : c'est un arbuste originaire d'Amérique du Nord dont on utilise les feuilles. Cette plante est riche en tanins et flavonoïdes. Elle rejoint la vigne rouge quant à ses propriétés protectrices sur les petits vaisseaux ainsi que par son action veinotonique.
  L'eau d'hamamélis, obtenue par distillation des feuilles est fort utilisée en lotion pour apaiser les rougeurs du visage, notamment la couperose, localement pour soulager vos jambes. Dormez les jambes surélevées.

Posologie

Utiliser les plantes en infusion (**mélilot, vigne rouge, hamamélis : 100 g de chaque** et 1 cuillerée à soupe par tasse) à raison de 2 à 3 tasses par jour ou bien en ampoules d'extraits fluides ou de suspensions de plantes fraîches.

La suspension de plantes fraîches s'obtient grâce à un procédé de cryogénie (on saisit la plante fraîche par le froid à –196° puis on procède à un cryobroyage et enfin à une ultra pression qui permet d'obtenir une micro-suspension de plantes fraîches. Une seule dose d'ampoule par jour suffit, diluée dans un peu d'eau.

Si vous avez les jambes lourdes, les pieds qui gonflent, des variscosités sur les côtés des jambes, alors faites régulièrement des cures d'environ 6 à 8 semaines surtout en automne ou au printemps.

Après la douche froide, appliquez chaque soir, toujours dans le sens veineux (c'est-à-dire de la cheville jusqu'au genou), une huile de massage riche en huiles essentielles de cyprès, genièvre, citron, menthe poivrée et extrait d'hamamélis. Une sensation de légèreté suivra rapidement le massage.

Formule "huile essentielle-jambes lourdes"

HE	**— Cyprès**	
	— Citron	**aa 5 ml**
	— Genièvre	
	— Menthe poivrée	
TM	**— Hamamélis**	**30 ml**

Base hydrodispersante qsp 150 ml

Hémorroïdes

C'est une affection très répandue, mais dont on parle peu. Ce qui est bien regrettable, car si ceux qui en souffrent osaient l'aborder plus franchement, ils trouveraient rapidement remède à leurs maux.

Comme les varices, les hémorroïdes sont des dilatations veineuses. Elles se situent uniquement autour du conduit anal. Très fréquentes dans les pays où l'alimentation est riche en viande, elles affectent aussi bien l'homme que la femme, mais semblent néanmoins "préférer" la population masculine. On observe également une prédisposition héréditaire. Hormis une fragilité anormale des veines péri-anales, les hémorroïdes sont favorisées par la constipation (60 % des cas) et la sédentarité. Lorsque nous restons trop longtemps assis ou debout sans vraiment bouger le sang stagne dans la partie inférieure du corps.

L'alimentation a bien entendu son mot à dire : trop épicée, trop riche en viandes et boissons alcoolisées, elle est un facteur déclenchant. Les hémorroïdes sont aussi "sensibles" au tabac (les fumeurs en souffrent plus que les autres), à la grossesse (en raison des compressions veineuses exercées par la masse fœtale), aux violents efforts musculaires et apparaissent souvent en poussées dans les jours qui précèdent les règles.

Mon conseil

Comment les traiter et les guérir ? C'est au proctologue (spécialiste des hémorroïdes, en général gastro-entérologue) qu'il appartient de décider du traitement. Mais par une meilleure hygiène de vie et le recours à des thérapies douces –phytothérapie et crèmes locales–, il est déjà possible d'apporter un grand soulagement à ceux qui en sont atteints et d'agir préventivement.

Deux domaines où les vertus du marron d'Inde et du cyprès méritent d'être mieux reconnues.

Composition

- **Marron d'Inde :** l'arbre est en fait originaire des Balkans malgré son nom. Les Turcs avaient coutume d'en donner à leurs chevaux, d'où son surnom de « châtaigne de cheval ». Acclimaté en France dès le XVIIe siècle, ses propriétés sont dues essentiellement à un hétéroside, l'esculoside ayant une remarquable activité vitaminique P sur le tonus veineux, une action anti-inflammatoire et vasoconstrictrice.

• **Cyprès** : originaire du pourtour de la mer Egée, il est très cultivé dans le sud de l'Europe. On utilise son cône fructifère, riche en polyphénols et flavonoïdes, ainsi qu'en huile essentielle.

Posologie

Les deux plantes se prennent davantage en extraits (ampoules ou gélules) plutôt qu'en tisane, car leur saveur est peu agréable.
— **Marron d'Inde : 1 ampoule par jour en SIPF** (suspension intégrale de plante fraîche).
— **Cyprès :** sous forme d'huile essentielle, prendre des petites doses : **5 gouttes maximum deux fois par jour** sur une mie de pain ou un sucre.
En cas de crise aiguë, associer les deux plantes, supprimer tabac, café, alcool, charcuterie et évitez les stations debout prolongées.
Vous pouvez également parfaire le traitement en pratiquant des bains de siège tièdes associant du son (en poudre) et des feuilles de bouillon blanc. Ce mélange (fabriqué à la demande) préparé en décoction a des vertus adoucissantes, émollientes et anti-prurigineuses.

Tension artérielle

L'hypertension artérielle, plusieurs millions de Français en souffrent et ses causes sont souvent plurifactorielles. Le stress, l'excès de poids, la sédentarité sont des facteurs favorisants. Mais l'hérédité joue aussi, comme d'autres causes non encore élucidées.
L'hypertension doit être suivie, traitée et normalisée, car elle conduit à des maladies cardiovasculaires. Ce qui n'empêche pas les hypertendus traités d'avoir recours aux plantes pour compléter leur traitement, voire

même l'alléger lorsqu'ils sont très réceptifs aux potions naturelles. Mais tout cela doit se faire sous contrôle du médecin traitant. Pas question de prendre un risque quelconque avec les hypertendus.

Mon conseil

Nous sommes tous inégaux face à l'hypertension artérielle. Si elle résulte d'un stress trop important, continu, une mise au repos et un traitement adapté suffisent à la normaliser.
Par la suite, avec ou sans traitement (c'est à votre médecin de décider), une meilleure hygiène de vie, une alimentation équilibrée et peu salée, voire sans ajout de sel, permettent de la normaliser. Le stress, ne l'oubliez pas est un de ses pires ennemis. Evitez les émotions fortes. Attention au surpoids, car dans bien des cas, il peut être l'unique cause d'hypertension.
Quant à l'alimentation, son rôle est déterminant et la consommation du sel alimentaire dessine une véritable carte mondiale de l'hypertension. A défaut de sel, aromatisez vos aliments avec des mélanges de poudres que vous mettrez dans une salière suivant les goûts : poudre d'ail, de romarin, sarriette, thym, basilic, laurier ou plus exotiques tels que gingembre, curry, ou encore des fines herbes comme persil, cerfeuil, ciboulette.
Evitez le thé, le café, arrêtez tabac et alcool.
Il faut apporter à l'alimentation davantage d'acides gras essentiels (huile de saumon, de poissons des mers froides, de tournesol).
Enfin en complément de votre traitement médical, n'hésitez pas à prendre deux à trois fois par jour une tasse d'infusion.

Composition

- **Aubépine** (fleurs) : elle agit pour calmer le stress et éviter les crises d'angoisse

- **Olivier** (feuilles), **gui** (feuilles) : ils ont tous les deux des propriétés hypotensives très intéressantes.

- **Bouleau** (feuilles) : ses propriétés diurétiques favorisent l'élimination rénale de l'eau.

Posologie

Composer un mélange **d'aubépine, d'olivier, de gui, de bouleau à raison de 100 g de chaque**. Compter une cuillerée à soupe du mélange

pour une tasse à thé d'eau bouillante. Infuser 10 minutes, puis filtrer. Boire 2 à 3 tasses par jour.
Grâce aux progrès de la médecine qui dispose d'une vaste panoplie de traitements, l'hypertension n'est plus une affection grave, à condition d'être traitée et suivie régulièrement. Un bon régime alimentaire sera par ailleurs votre meilleur allié.

Bourdonnements d'oreilles (acouphène)

C'est une sensation auditive non provoquée par un son et consistant en sifflements, tintements, bourdonnements quasi permanents qui incommodent fortement le sujet atteint.

Mon conseil

Il n'y a pas pléthore de plantes pour soulager ce phénomène auditif. Elles sont au nombre de 2 : en priorité la racine de cimicifuga, qui va agir sur le bourdonnement et la feuille de ginkgo qui elle, agira sur le problème vasculaire.

Composition

- **Cimicifuga racemosa** : c'est une plante d'Amérique du Nord, herbacée et vigoureuse, aux grandes feuilles dentées, pouvant atteindre 2 m de haut. Il existe aux Etats-Unis et dans les principaux pays d'Europe occidentale plusieurs spécialités contenant du cimicifuga.
  La plante a des propriétés antispasmodiques et hypotensives qui expliqueraient vraisemblablement son action sur les acouphènes. Son principe actif est l'actéine.

- **Ginkgo biloba** : originaire de Chine et du Japon où il est planté au voisinage des temples, on l'appelle aussi «l'arbre aux quarante écus», ou « arbre des pagodes ». Le ginkgo est un très bel arbre pouvant atteindre 40 m de hauteur.

  On le considère comme un fossile vivant, car il est survivant d'une flore aujourd'hui disparue, mais qui existait il y a 200 millions d'années.

  Il a été introduit en France au XVIIIe siècle et on le cultive fréquemment dans les parcs tant en Europe qu'aux Etats-Unis.

  On utilise sa feuille – et principalement la feuille d'automne quand elle a pris une superbe couleur dorée.

  C'est en Allemagne de l'ouest que ses propriétés médicinales d'extraits de feuilles ont été signalées la première fois et on la retrouve dans de nombreuses spécialités pharmaceutiques. Les principes actifs sont nombreux (rutosides, biflavones, procyanidines).

  Le ginkgo agit sur la micro-circulation (fragilité capillaire), sur la circulation veineuse (varices, ulcère variqueux), sur la circulation périphérique (amélioration de la circulation cérébrale, des vertiges, des troubles de la mémoire).

Posologie

Le cimicifuga

— soit en racine : 1 cuillerée à café pour 1 tasse à thé d'eau bouillante. Faire bouillir 1 minute, laisser infuser 10 minutes et boire 2 tasses par jour.

— soit en teinture-mère : 30 gouttes dans un peu d'eau, midi et soir avant les repas.

Le ginkgo

— soit en infusion : 1 cuillerée à soupe pour 1 tasse à thé d'eau bouillante. Laisser infuser 10 minutes et boire 2 tasses par jour.

— soit en teinture-mère : 30 gouttes dans un peu d'eau, 2 fois par jour avant les repas en association avec la teinture-mère de cimicifuga.

Ulcère variqueux

L'ulcère, c'est la perte de substance d'un revêtement épithelial, cutané ou muqueux. Le cas de l'ulcère variqueux est très fréquent, difficile à guérir et très douloureux. Il demande des soins minutieux afin d'éviter une surinfection toujours possible. Il survient souvent chez des personnes d'un certain âge, atteintes de diabète ou d'hypertension. Dans ces cas là, le régime alimentaire est primordial.

Mon conseil

- **Soins internes** : un traitement interne pour améliorer la circulation du sang est nécessaire et l'on va y retrouver bien sûr des plantes agissant sur les vaisseaux pour les renforcer, grâce à leur richesse en vitamine P. En complément de tout médicament, je vous conseille donc le mélange de plantes suivant : **ginkgo biloba, vigne rouge, hamamélis (100 g à parts égales)**. Compter 1 cuillerée à soupe pour 1 tasse à thé. Laisser infuser 10 minutes. Prendre 3 tasses par jour entre les repas.
- **Soins externes** *:* garder les jambes surélevées le plus souvent possible dans la journée et laver la plaie avec une décoction de racines *que l'on préparera tous les jours*, avec le mélange suivant : **racine de consoude et de guimauve** (250 g à parts égales). Mettre 1 poignée (40 g) dans 1 litre d'eau bouillante. Laisser bouillir 20 minutes, puis refroidir 1 bonne heure. Filtrer. Laver la plaie quand la décoction est tiède. Garder une compresse imbibée pendant 15 minutes 2 fois par jour. Une fois la plaie bien nettoyée et séchée, appliquer délicatement du gel de consoude sur l'ulcère. Renouveler l'application 2 fois par jour.

  Le gel de consoude est simple à préparer. Il faut :

— **TM Consoude**	**50 %**
— **Gel neutre**	**50%**

  Ce gel non gras facile à appliquer, aidera à la cicatrisation.

Cholestérol, triglycérides

Le cholestérol est un lipide complexe élaboré surtout par le foie. Les triglycérides sont des lipides de réserve chez l'homme ; si leur taux est en augmentation, on parle d'hyperlipidémie.
On sait que cholestérol et triglycérides en excès sont les facteurs principaux de l'athérosclérose.
On ne peut pas parler d'hypercholestérolémie et d'hyperlipidémie, sans penser aux risques cardio-vasculaires qu'ils vont entraîner. On ne peut donc pas séparer les traitements.

Mon conseil

Adopter bien sûr une hygiène de vie convenable, c'est-à-dire la pratique d'une activité sportive, éviter une surcharge pondérale, supprimer si possible le tabac.
En ce qui concerne l'alimentation, il convient d'effectuer une réduction qualitative des lipides .
— Supprimer : abats, oeufs, beurre, crème fraîche, saindoux, alcools, charcuterie (sauf jambon cuit), viandes grasses, oie, conserves à l'huile, féculents en grande quantité, sucreries, fromages (gruyère, comté, emmenthal), toutes les huiles sauf celles riches en acides gras essentiels.
— Privilégier : viandes maigres (lapin, cheval, veau, poulet, dinde sans la peau, parties maigres du boeuf), poissons (sole, limande, rouget, daurade, cabillaud, turbot...), produits laitiers à 0 % MG, tous les légumes verts, toutes les épices et herbes aromatiques.
— Préférer la cuisson à la vapeur, au grill, en papillotte plutôt qu'en friture.
— Utiliser des huiles riches en acides gras essentiels (carthame 77 %, pépins de raisins 67 %, tournesol 61 %, soja 61 %, maïs 56 %, sésame 42 %, noix 72 %), sans oublier notre bonne huile d'olive riche en acide oléique (70 à 80 %), qui a en plus une action sur la vésicule biliaire, car elle est cholagogue.

Le traitement phytothérapique consiste à prendre une tisane à visée hépatique, associée à de la lécithine de soja et de l'huile de chair de poissons en cas de risque important d'athérosclérose (par exemple chez un patient qui fume ou hypertendu...).

Pour ma part je conseille pendant 3 semaines d'alterner notre tisane de *longue vie* avec le mélange suivant.

Composition

- **Chrysanthellum américanum** : peu connu du public, on l'utilise depuis environ une vingtaine d'années seulement. C'est une plante répandue dans les régions montagneuses d'Amérique du Sud, dans les savanes et les hauts plateaux africains également. C'est un hépato-protecteur : il préserve le foie en cas d'excès alimentaire, d'intoxication, d'alcoolisme. Il est cholérétique. On le prescrit souvent en cas de lithiase biliaire ou de pancréatite. C'est une plante fort précieuse en phytothérapie.

- **Artichaut, pissenlit, romarin** : outre leurs propriétés cholagogues et cholérétiques, ces trois plantes ont également un effet régulateur sur la cholestérolémie, protégeant de son excès ou normalisant son taux.

Posologie

Composer un mélange des 4 plantes (**chrysanthellum, artichaut, pissenlit, romarin 50 g à parts égales**). Compter 1 cuillerée à soupe pour 1 tasse à thé d'eau bouillante. Laisser infuser 10 mn. Boire 2 tasses par jour, le matin à jeun et avant le repas du soir. Si la tisane rebute, il y a toujours bien sûr la possibilité d'adopter un traitement en gouttes ou en gélules.

En complément du régime alimentaire et de la tisane, on a tout intérêt à prendre de la **lécithine de soja**. Issue de la graine de soja, originaire de Chine et qui a été introduit en Europe au XVIIIe siècle, elle constitue un émulsifiant naturel qui permet la solubilisation de corps gras dans le sang (en particulier le cholestérol) et empêche ainsi le dépôt de lipides sur la paroi des artères. On peut dire que c'est un bon moyen de prévention contre l'athérosclérose. Excellent complément alimentaire, on le prend à raison de 2 cuillerées à café par jour soit avec un peu d'eau, soit dans un yaourt nature à 0 %.

Pour parfaire ce traitement, il est intéressant d'apporter des acides gras essentiels polyinsaturés que l'on trouve dans **l'huile de chair de poissons** (saumon et autres poissons des mers froides). On s'est aperçu que les Esquimaux, malgré une alimentation riche en corps gras, développaient très peu de maladies cardio-vasculaires en comparaison des Européens. Après de nombreuses études, les recherches scientifiques ont démontré l'effet protecteur sur les parois vasculaires de l'huile de chair de poissons, car elle est particulièrement riche en acides gras essentiels poly-insaturés (EPA et DHA). La prise quotidienne de 2 capsules contribue à diminuer le “mauvais” cholestérol (LDL) et les triglycérides.

Diabète

Ce traitement ne s’applique pas, bien évidemment à un diabète insulino-dépendant. Il s’adresse au diabète de la maturité.

Mon conseil

Bien souvent la personne ayant du diabète a une surcharge pondérale. La priorité des priorités est bien sûr une diétothérapie adaptée et sérieuse afin de perdre du poids :
— suppression des sucres rapides (sauf les fruits),
— diminution des sucres lents,
— augmentation des fibres,
— suppression de l’alcool,
— apport normal lipidique et protidique,
— apport hydrique important.

Il est important par ailleurs de poursuivre ou de reprendre une activité physique et le sport est un excellent adjuvant dans le traitement du diabète.

Pour vous aider, voici un petit aperçu de la teneur glucidique des fruits :
— il vaut mieux consommer airelle, citron, groseilles (0 à 5 %), abricots frais, fraise, framboise, pamplemousse, prune, pastèque (5 à 10 %) ;
— se méfier en revanche des ananas, brugnons, pêches, mangues, poires et pommes (10 à 15 %) ;
— supprimer totalement la banane, cerise, figue, noisette (15 à 20 %), sans parler du trio cacahuète, cacao, châtaigne qui dépasse les 20 %.

J'indique également la teneur en sucre des légumes qui m'est souvent demandé :
— 0 à 5 % de glucides dans les asperges, céleris, chicorées, champignons, choux, endives, épinards, haricots verts, laitues, poivrons, poireaux, radis, salades, tomates ;
— 5 à 10 % dans les aubergines, betteraves, carottes, courges, navets, oignons cuits, soja ; –10 à 15 % dans les artichauts, fèves, oignons crus, salsifis ;
— plus de 15 % dans la pomme de terre.

En complément d'un régime alimentaire strict, on a tout intérêt à prendre l'infusion suivante.

Composition

• **Noyer** (feuilles) : ce bel arbre (*juglans régia),* originaire d'Asie mineure, s'est acclimaté dans toutes les régions tempérées d'Europe. On le connaît surtout pour son fruit : la noix. Ici ce sont les feuilles qui sont utilisées, car elles sont hypoglycémiantes et également dépuratives en cas de problèmes cutanés.

• **Mûrier noir** (feuilles) : à ne pas confondre avec le mûrier blanc, aliment du ver à soie. Cet arbre originaire d'Asie occidentale était déjà fort apprécié des Grecs et des Romains à cause de ses fruits acidulés. Depuis fort longtemps, ses feuilles, très riches en tanins sont utilisées comme antidiabétiques.

• **Géranium Robert** (feuilles) : encore appelé « herbe à Robert » ou « bec de grue », car en effet la forme de ses fruits rappelle le bec de l'oiseau. C'est une petite plante aux fleurs roses, fréquente en Europe dans les terrains vagues. Sa richesse en tanins la rend astringente, vulnéraire et hypoglycémiante au même titre que le noyer et le mûrier.

• **Myrtilles** (feuilles) : c'est une petite plante des bois clairs, de sols siliceux, surtout en montagne. Sa feuille est elle aussi très riche en tanins ; on l'utilise depuis fort longtemps comme hypoglycémiante, grâce semble-t-il à un glucoside.

• **Cosse de haricot** : plante herbacée (du latin *phaseolus vulgaris)* à tige plus ou moins velue. Le fruit est une gousse allongée terminée par un bec aigu. Originaire du Mexique, il fut rapporté en Europe par les conquérants espagnols et acclimaté au début du XVIe siècle.

Le fruit du haricot, appelé cosse, est riche en fibre cellulosique, en flavonoïdes et en tanins qui, dans l'intestin, ont la propriété de ralentir l'absorption de sucre. Dans le cas d'un diabète léger, la cosse, associée aux autres plantes, va limiter et régulariser le passage du sucre dans le sang.

Posologie

Faire préparer un mélange de **feuilles de noyer, de mûrier noir, de géranium Robert, de myrtilles et de cosses de haricots, à raison de 50 g de chaque**. Compter 1 cuillerée à soupe du mélange pour 1 tasse à thé d'eau bouillante. Laisser infuser 15 minutes, filtrer. Boire 1 tasse matin, midi et soir avant les repas.

Règles douloureuses

Problème fréquemment rencontré, notamment au moment de la puberté, qui peut se manifester sous deux formes différentes : soit des règles douloureuses et abondantes, soit des règles douloureuses et peu abondantes.

Mon conseil

Dans les deux cas, éviter de prendre froid, ne pas marcher pieds nus dans les jours précédents les règles.
Afin de soulager les douleurs, en plus de la tisane adaptée, appliquer une bouillotte sur le bas ventre.
Prendre également des capsules d'huile d'onagre, du 10 au 25e jour du cycle, afin de le régulariser.

Composition

1. Pour soulager des règles douloureuses et abondantes

On va associer 2 plantes hémostatiques à une plante sédative utérine et une plante antispasmodique.

- **Bourse à pasteur** : c'est une petite plante herbacée, très commune dans les lieux secs. Elle est reconnaissable grâce à ses petits fruits, qui rappellent précisément la bourse des bergers ou « capselle » venant du latin *capsella* : petit coffre.
  Son action antispasmodique est due à la présence de rutoside et d'alcaloïdes.

- **Chardon Marie** : cette plante robuste (*silybum marianum* en latin), aux capitules rose pourpre est un vagabon de l'Europe que l'on retrouve des régions méditerranéennes jusqu'aux landes danoises. D'après la légende, les taches laiteuses qui marquent les feuilles près des nervures sont les vestiges héréditaires de quelques gouttes de lait tombées du sein de la vierge Marie quand elle déroba Jésus aux persécutions d'Hérode. Depuis les temps anciens, la plante est connue dans la campagne pour son rôle alimentaire et on l'appelle vulgairement « artichaut sauvage ».
  Ce sont surtout ses graines qui sont officinales. Elles ont des propriétés hémostatiques qui nous intéressent dans ce cas précis (mais on retrou-

vera aussi le chardon Marie dans le chapitre hépatique, car c'est un excellent protecteur du foie).

- **Viburnum** : appelé encore « boule de neige ». Il en existe une variété horticole fort appréciée comme ornement dans nos jardins. Le viburnum est un arbuste qui pousse dans les sous-bois en Europe, exceptée la région méditerranéenne. Seule son écorce est officinale. On lui connaît des propriétés antispasmodiques et sédatives utérines.

- **Matricaire** : *Matricaria chamomilla*, encore appelée camomille allemande. Petite plante herbacée aux fleurs jaunes qui croît spontanément dans les lieux incultes. Très abondante en Europe, surtout en Hongrie et Yougoslavie, on utilise son capitule. On connaît davantage la matricaire pour son action éclaircissante sur les cheveux. Elle contient une huile essentielle (l'azulène) anti-inflammatoire, mise à profit dans de nombreuses préparations cosmétologiques. Ici c'est son pouvoir spasmolytique qui nous intéresse.

2. *Pour soulager les règles douloureuses et peu abondantes*
Nous allons retrouver bien sûr un sédatif utérin comme le viburnum et la matricaire comme antispasmodique, mais également 2 plantes emménagogues (c'est-à-dire favorisant la venue de règles et augmentant le flux menstruel).

- **Armoise** : *Artemisia vulgaris*, encore appelée herbe de la Saint-Jean. Son nom lui vient de la déesse grecque Artémise, patronne des vierges, car depuis l'Antiquité, l'armoise est utilisée pour faire venir les règles. On la rencontre un peu partout en Europe, dans les lieux incultes.

- **Séneçon** : mauvaise herbe des jardins (*senecio vulgaris*), le seneçon commun est répandu dans la plupart des régions tempérées. L'ensemble de ses fruits forme une tête blanche ébouriffée comme un crâne de vieillard auréolé de cheveux légers (*senex* = vieillard en latin). Depuis fort longtemps, la tradition populaire connaît le seneçon en tant qu'enmménagogue, cette propriété étant due à son principe actif : la senecionine.

Posologie

Formule n° 1

Faire composer un mélange de **bourse à Pasteur, chardon Marie, viburnum et matricaire, à raison de 50 g chacune**. Compter 1 cuillerée à soupe du mélange pour 1 tasse à thé d'eau bouillante. Laisser infuser 15 minutes, filtrer. Boire 1 tasse midi et soir, après les repas, 8 à 10 jours avant la venue des règles et pendant leur durée.

Formule n° 2

Faire composer un mélange de **matricaire, viburnum, armoise et séneçon (50 g à parts égales)**. Compter 1 cuillerée à soupe du mélange pour 1 tasse à thé d'eau bouillante. Laisser infuser 15 minutes, filtrer. Boire 1 tasse midi et soir après les repas, 8 à 10 jours avant la date présumée des règles.

Troubles de la ménopause

Jambes lourdes, œdèmes, bouffées de chaleur, prise de poids... autant d'inconvénients souvent liés à la ménopause et qu'il s'agit d'améliorer ou tout au moins d'atténuer.

Mon conseil

Je vous recommande de faire des cures répétées de 2 mois de l'association suivante : tisane + huile d'onagre en capsules.

Composition

- **Vigne rouge** : la vigne rouge (*vitis vinifera*) est une des plantes les plus utiles à l'homme. Elle est cultivée dans la région méditerranéenne depuis l'Asie mineure jusqu'en Espagne. Ce sont ses feuilles que l'on ramasse pour l'usage phytothérapique. De par sa richesse en flavonoïdes et en anthocyanes, la vigne rouge est un tonique veineux actif.

- **Bouleau** : grâce à ses propriétés diurétiques, il lutte contre les œdèmes.

- **Mélilot** : c'est une petite plante à fleurs jaunes sentant bon le foin coupé. Il est commun en France dans les champs. Il contient des flavonoïdes qui agissent sur les troubles circulatoires veineux et de la coumarine qui va améliorer la fluidité sanguine.

- **Hamamélis** : *Hamamélis virginiana*, petit arbrisseau ressemblant au noisetier très commun dans les forêts d'Amérique du Nord. Sa fleur jaune comporte seulement 4 pétales en forme de languette. L'hamamélis est une des plantes les plus employées de la médecine occidentale : elle entre dans de nombreuses spécialités pharmaceutiques, tant en Europe qu'aux Etats-Unis.

  Elle contient des tanins, des flavonoïdes et c'est un excellent vaso-constricteur veineux. Elle agit pour soulager varices, hemorroïdes et jambes lourdes.

- **Sauge** : connue depuis fort longtemps, elle est fort utilisée dans les troubles de la ménopause, car c'est un excellent anti-sudoral, grâce à son huile essentielle qui bloque les terminaisons nerveuses des glandes sudoripares. Elle est également emmenagogue (c'est-à-dire qu'elle facilite la venue des règles).

  Toutefois la sauge contient des œstrogènes ce qui explique qu'elle soit formellement contre indiquée chez la femme ayant des mastoses ou celle ayant eu un cancer de l'utérus (prendre conseil auprès de son médecin traitant).

  Dans le même temps prendre 2 capsules matin et soir d'huile d'onagre et ce 25 jours par mois. L'huile d'onagre est fournie par des graines d'une petite plante aux fleurs jaunes qu'on retrouve un peu partout en Europe. En Angleterre, on l'appelle « Evening Primrose », c'est-à-dire primevère du soir, car ses fleurs s'ouvrent le soir et restent épanouies deux nuits consécutives.

  Cette huile est particulièrement riche en acides gras essentiels et gammalinoléiques qui sont des précurseurs de prostaglandines, substances qui agissent au niveau du cycle menstruel.

  Des études ont montré que l'huile d'onagre diminue nettement les troubles pré-menstruels, tels que tension mammaire, gonflement, maux de ventre, rétention d'eau.

  Pour remédier au problème des jambes lourdes, allongez-vous 10 minutes en fin de journée, les jambes en équerre et faites des mouvements rotatifs avec les chevilles. Ensuite prenez une douche tiède sur vos jambes, séchez-les et appliquez une huile de massage composée d'huiles essentielles et teintures-mères pour décongestionner et soulager. En voici la formule :

Formule “huile-jambes lourdes”

— HE citron
— HE menthe poivrée aa 5 ml
— HE cyprès
— TM hamamélis 30 ml
— Excipient huileux qsp 150 ml

En fonction de vos résultats hormonaux, il peut s’avérer que vous ayez soit trop d’œstrogènes, soit pas assez de progestérone, soit que vous vouliez mettre au repos vos ovaires. Dans ce cas je peux vous proposer trois plantes.

1. Pour un apport d’œstrogènes

• **La sauge** : déjà précédemment citée.

• **Le houblon** : grande plante grimpante fort répandue en Europe et en Amérique du Nord que l’on cultive pour les besoins de la brasserie. Ce sont les inflorescences femelles, encore appelées cônes qui sont intéressantes sur le plan phytothérapique. Ces cônes sont riches en œstrogènes. Ils contiennent également humulone et lupulone aux propriétés sédatives, ce qui fait utiliser le houblon en tant que calmant (surtout en Allemagne et en Grande-Bretagne).

2. Pour un apport de progestérone

Il se fait exclusivement grâce à **l’alchemille**, plante vivace rustique portant de grandes feuilles vert tendre en forme de cape (nom local : « manteau de Notre-Dame »), qui recueillent les gouttes de rosée. Jadis, cette rosée était ramassée par les alchimistes qui l’avait surnommée « eau céleste ». Elle a toujours eu la réputation de rendre la beauté aux femmes murissantes ! Il est exact qu’un apport en progestérone améliore l’état de la peau et l’état général quand on sait que cette hormone induit un sommeil naturel qui est toujours réparateur.
On prend l’alchemille du 10 au 25e jour du cycle, à raison de 2 tasses d’infusion par jour (compter 1 cuillerée à soupe de feuilles par tasse, laisser infuser 10 minutes). On peut également la prendre en teinture-mère à raison de 30 gouttes par jour, et ce du 10 au 25e jour. Bien sûr, l’apport d’hormones est faible, il faut donc prolonger le traitement pendant plusieurs mois.

3. Pour réduire les œstrogènes

Il s'agit du **gattilier** (*vitex agnus castus*) qu'on appelle aussi « poivre des moines » : on raconte que jadis dans les monastères, pour calmer l'ardeur des jeunes moines, on les faisait dormir sur des litières de gattilier ! C'est en effet un freinateur des organes sexuels tant mâle que femelle et il est également antispasmodique. Ce petit arbrisseau, à odeur de poivre, a des fleurs en grappe de couleur bleu violacé, on le rencontre fréquemment sur le pourtour méditerranéen à titre ornemental. On utilise surtout ses graines en infusion : compter 1 cuillerée à café par tasse à thé. Faire bouillir 1 minute, laisser infuser 10 minutes. Boire 2 tasses par jour. Sous forme de teinture-mère, prendre 30 gouttes dans un peu d'eau 2 fois par jour pendant toute la durée du cycle (en cas bien sûr d'hyperfolliculinie).

En forme pour la rentrée scolaire

En période de rentrée scolaire, pour que vos enfants retrouvent rapidement un rythme alterné et constructif de travail et de repos, voici quelques conseils pour les aider.

Mon conseil

Veillez à ce que les enfants aient un nombre suffisant d'heures de sommeil et passent le moins de temps possible devant la télévision. Evitez les grignotages devant le petit écran, sans quoi vous risquez d'en faire des obèses précoces.
Pour les préparer à la détente, donnez-leur le soir un bain calmant en ajoutant 2 cuillerées à soupe d'huile relaxante dans l'eau du bain. Cette huile à base d'essence de marjolaine, lavande et petit-grain apaisera un enfant un peu trop nerveux.
Pour compléter l'action du bain préparez-lui une tisane favorisant le sommeil. On conseille de la donner quand l'enfant est couché.

Composition

- **Tilleul**
- **Oranger (boutons)**
- **Verveine odorante**
- **Lotier corniculé :** tilleul, verveine et oranger n'ont plus besoin d'être présentés. En revanche le lotier corniculé est un peu moins connu du grand public pour son action apaisante. Il s'agit du *lotus corniculatus* encore appelé « sabot du petit-Jésus », ou « trèfle cornu ». Plante commune de nos prairies aux jolies fleurs jaunes odorantes. Le lotier contient des flavonoïdes, ce qui explique ses propriétés sédatives et antispasmodiques.

Posologie

Compter 30 g de chaque plante (tilleul, verveine, oranger, lotier) pour constituer le mélange. L'utiliser ensuite à raison d'une cuillerée à café pour une tasse à thé d'eau bouillante. Laisser infuser 5 minutes. Une tasse le soir est une posologie valable pour les enfants entre 2 et 8 ans. Vous pouvez sucrer la tisane du soir avec du miel de lavande ou de tilleul. Si vous êtes adepte de l'homéopathie, 3 granules d'Ignatia le soir au coucher en complément de la tisane agissent bien. Demandez conseil à votre médecin-homéopathe. De plus en plus de pédiatres se tournent vers les médecines douces pour éviter chez les enfants "trop agités" le recours à des médicaments susceptibles d'induire une accoutumance. Les Français sont en Europe les plus gros consommateurs de tranquillisants. Et dans de nombreux cas, l'habitude du "sirop pour dormir" a été prise pendant la scolarité. Donc, méfiance et prudence en ce domaine.

Vermifuges naturels

La présence de vers dans le tube digestif de l'homme est un phénomène banal, toutefois, suivant l'importance de l'infestation et le terrain de l'enfant, l'oxyurose peut être vecteur de nombreux troubles tels que prurit anal, douleurs abdominales, dyspepsie, nervosité, anorexie, vulvite (chez la petite fille). L'oxyurose est tenace, fréquente et bénigne ; elle a une cible de choix : l'enfant.

Mon conseil

L'auto-infestation est le mécanisme le plus souvent en cause dans les récidives justifiant le respect de certaines mesures d'hygiène lors du traitement : couper les ongles de l'enfant, veiller au lavage soigneux des mains de l'enfant après la selle et avant les repas, faire porter à l'enfant un pyjama fermé pour éviter le grattage nocturne. Si l'enfant a des frères et sœurs, il faut traiter toute la famille.
Quelques mots pour expliquer le cycle de l'oxyure et comprendre son fonctionnement. L'oxyure est un tout petit ver rond (10 mm pour la femelle et 3 mm pour le mâle). Les vers adultes vivent et s'accouplent dans le caecum. Les femelles migrent dans le côlon et viennent pondre

sur tout le pourtour de l'anus (ce qui occasionne un prurit important chez l'enfant). Les œufs déposés autour de l'anus vont se retrouver sous les ongles des mains (suite au grattage) et vont réinfester l'enfant qui aura porté les mains à sa bouche. Cycle infernal.

Composition

Le traitement par les plantes consiste à prendre :

- **Du semen-contra** : petites graines verdâtres à forte odeur aromatique provenant du Turkestan russe. Son principe actif est la santonine. On ne peut le donner aux enfants de moins de 5 ans.

Posologie

10 jours par mois pendant 3 mois, donner une demi-cuillerée à café de graines le matin (sur du miel ou de la confiture) aux enfants entre 5 et 10 ans. Au-delà de 10 ans, on peut donner une cuillerée à café.
Pour nettoyer les intestins, on conseille de faire un lavement deux fois par mois avec une décoction de Mousse de Corse encore appelée Coraline ou Varech Vermifuge. C'est une algue rouge ramassée principalement en Corse, Sicile, Sardaigne. Pour 1 litre d'eau, ajouter 2 cuillerées à soupe de mousse de Corse et laisser bouillir 5 bonnes minutes puis infuser 10 minutes. Quand la décoction est prête, on peut pratiquer le lavement. Pour plus d'efficacité, rien ne vous empêche d'adjoindre dans le litre d'eau bouillante 4 à 5 gousses d'ail. Comme chacun sait, l'ail, depuis l'Antiquité, est utilisé aussi pour ses propriétés vermifuges.

Constipation chez l'enfant

Problème souvent passager chez l'enfant, il suffit heureusement de quelques règles de vie à respecter pour le faire disparaître.

Mon conseil

— Adopter une bonne hygiène alimentaire : l'enfant doit si possible prendre des repas réguliers et dans le calme, bien mastiquer les aliments, boire beaucoup d'eau entre les repas. Eviter les boissons sucrées et gazeuses, les bonbons et biscuits sucrés. Il faut lui donner souvent des légumes cuits, des soupes de légumes passées, des compotes de fruits, des yaourts nature.
— Présenter l'enfant à la selle aux mêmes heures : la régularité joue un rôle déclenchant dans le réflexe sphinctérien
— Tous les soirs, après le repas, donner une infusion de fleurs de **guimauve** sucrée avec un morceau de manne en larmes, de la grosseur d'un morceau de sucre. La fleur de guimauve provient d'une plante haute de 2 m commune en Europe : c'est l'*althaea officinalis.* Elle se présente sous forme de fleurs blanc rosé. La meilleure qualité provient de l'Ouest de la France ainsi que de la Belgique. On l'appelle communément mauve blanche, son odeur est fade, sa saveur mucilagineuse. En effet cette fleur a de propriétés émollientes, adoucissantes de par sa richesse en mucilages. Elle aide à lutter contre la constipation, sans irriter.
La **manne** en larmes est un suc sucré et solide fourni par l'exsudation du tronc d'un frêne (*fraxinus ornus*). La meilleure manne provient du Sud de l'Italie (Calabre-Sicile). Ce suc est surtout formé de mannitol aux propriétés laxatives douces. L'association guimauve + manne convient à tous les enfants constipés.

En forme pour les examens

Riche de 14 milliards de neurones, le cerveau est le siège de notre mémoire. Des recherches en biochimie et en nutrition ont démontré qu'un apport en phospholipides spécifiques permet une réparation et une régénération des membranes des phospholipides cérébraux.

Mon conseil

En période d'examens, un petit coup de pouce à la mémoire s'avère toujours bienvenu.
Il existe de nombreuses spécialités en diététique susceptibles de favoriser ce mécanisme. Prendre régulièrement, 2 gélules le matin au petit déjeuner. Dans la journée, pour maintenir la forme, préparer une boisson tonique.

Composition

- **Maté** : encore appelé « Thé du Paraguay » ou « Thé des Gauchos », il est très utilisé en Amérique du Sud. Son usage remonte aux temps les plus anciens de l'histoire des Indiens. Le Maté contient de la caféine mais peut être bu en plus grande quantité que le café.

Posologie

Il faut compter 10 g de feuilles par litre d'eau bouillante. Laisser infuser 15 minutes. Filtrer. Boire dans la journée.
En revanche le soir, prendre une tisane relaxante afin d'avoir un sommeil calme et réparateur. C'est pendant la nuit que la mémoire se fixe et s'intègre durant la phase du sommeil paradoxal. Cette tisane du soir est calmante et digestive à la fois. Elle est composée **à parts égales de verveine, oranger, roses pâles, citronnelle**. Une cuillerée à soupe pour une tasse à thé d'eau bouillante. Infuser 10 minutes. Prendre une tasse le soir au coucher, sucrée avec du miel de lavande.
En complément de la tisane, la veille de l'examen, on peut avoir recours à l'homéopathie : 1 dose de Gelsemium en 15 CH le soir en vous couchant et le matin de l'examen, 1 dose de Gelsemium, une heure avant l'examen. Ces petites doses homéopathiques vous aideront à avoir moins le trac et à être en meilleure possession de vos moyens.

2. Recettes beauté et bien-être

Acné

L'acné est certainement l'affection dermatologique la plus fréquente chez les jeunes (15-25 ans). Ce trouble passager, certes banal, mérite un soin tout particulier car les conséquences "disgrâcieuses" qu'il entraîne perturbent la vie de ceux qui en sont atteints. Qu'est-ce que l'acné ? C'est un trouble des glandes sébacées. Lorsqu'elles secrètent trop de sébum, la peau devient grasse avec boutons et points noirs.

Mon conseil

— *Hygiène de la peau*

Se servir pour le visage d'un produit nettoyant sans savon et non agressif. Utiliser ensuite une lotion à base d'eau de rose et d'oranger sans alcool. Au coucher, appliquer sur chaque bouton une pâte à l'argile verte qui, pendant la nuit, va sécher.

Renouveler les applications aussi souvent que nécessaire. Le matin, appliquer un gel à base de bardane.

— *Hygiène alimentaire*

Supprimer tout sucre rapide, c'est-à-dire pas de sucre blanc ni roux, pas de miel, pas de confiture, pas de bonbons, ni gâteaux, ni biscuits. Pourquoi ? Parce que les produits sucrés maintiennent une fermentation intestinale, favorisent la prolifération des bactéries. Eviter aussi le gras : pâtés, rillettes, charcuteries, fritures.

A tout cela, je vous conseille par ailleurs d'associer un traitement interne comme suit.

Composition

• **Zinc** : c'est un oligo-élément majeur qui agit au niveau de la peau, car il participe à la synthèse de la kératine. Il a également une action anti-inflammatoire, en diminuant l'évolution de l'acné. Le zinc se présente sous forme d'ampoules.

On en prend une le matin à jeun par voie perlinguale (en gardant un instant le produit sous la langue).

• **Levure de bière officinale** : elle se présente sous forme de poudre beige, à forte odeur aromatique. Elle est une source importante de toutes les vitamines du groupe B, régénère la flore intestinale, est active contre les affections bactériennes, notamment la furonculose. Elle se prend à raison d'une cuillerée à café par jour dans un peu d'eau ou dans un yaourt. Son goût amer peut parfois rebuter.

On aura alors la possibilité de la prendre en gélules (dosées à 250 mg, 3 gélules le matin).

- **Racine de bardane :** encore appelée « herbe aux teigneux », « oreille de géant », « grippe-corbeau ». On dit qu'elle a guéri le roi Henri III d'une grave maladie de peau.

  Cette grande plante herbacée pousse au bord des chemins, dans les endroits incultes, de préférence calcaires. On la reconnaît grâce à ses fruits qui s'accrochent aux vêtements.

  On utilise la racine sèche coupée : elle contient des tanins, des polyphénols, un phytosterol, ce qui lui confère une grande activité bactéricide, anti-fongique et anti-staphylococcique.

- **Fleur de pensée sauvage :** ses petites fleurs jaunes se ramassent dans les champs en altitude. Sa récolte est longue et délicate, car la fleur est fragile. Depuis la Renaissance, elle est connue pour ses propriétés dépuratives et pour soigner les maladies de peau (acné, eczéma atopique). Les fleurs contiennent des flavonoïdes et des saponosides.

Posologie

Tisane de pensée sauvage : 1 cuillerée à café de fleurs de pensées par tasse, en infusion 10 minutes (2 à 3 tasses par jour).

On peut l'associer avec la bardane, à condition de faire bouillir 1 à 2 minutes la racine avant d'ajouter les fleurs de pensée sauvage. Si le goût de cette tisane déplaît aux adolescents, ces plantes peuvent être utilisées en ampoules ou en gélules.

Compter au moins trois mois de traitement pour avoir un mieux durable. Il va sans dire que ce traitement peut se prendre en complément de ce que vous aura prescrit votre dermatologue.

Eclat d'automne

Pour conserver le plus longtemps possible l'éclat de l'été, votre peau a besoin d'une attention particulière. Bonne mine rime avec bonne santé, rien n'est plus vrai.

Mon conseil

- **Soins internes** : première chose à faire, faire une cure de 20 jours pour vous "nettoyer" de l'intérieur.

  1. A prendre le matin à jeun, une ampoule contenant un mélange de **radis noir** et **d'artichaut** dans un peu d'eau. Ce sont deux plantes drainantes pour le foie et la vésicule biliare. De quoi éclaircir le teint avec succès. Si vous êtes "tisane", une tasse de celle dite de « longue vie » sera également la bienvenue.

  2. Dans la journée boire un litre de décoction d'**aubier de tilleul** (c'est la deuxième écorce du tilleul sauvage du Roussillon). Elle se prépare en faisant bouillir 40 g d'aubier coupé en morceaux dans un litre d'eau pendant 15 minutes. Laisser infuser 30 minutes. Filtrer et boire le litre froid tout au long de la journée entre les repas. En cure de 3 semaines renouvelable.

  3. Soigner l'alimentation. Variée, riche en fruits et légumes, elle devra privilégier les carottes, le cresson, les épinards, les agrumes, les kiwis.

  4. Pendant 2 mois, prenez en alternance le matin, 2 capsules d'**huile de bourrache ou d'onagre** (très riche en acides gras essentiels), puis 2 capsules contenant un mélange de levure de bière, germe de blé, sélénium et béta-carotène de façon à vous apporter suffisamment de vitamines pour bien lutter contre les radicaux libres, responsables du vieillissement cellulaire. Ainsi votre peau perdra peu à peu son aspect fatigué et retrouvera tonicité et souplesse.

- **Soins externes :** pour bien nettoyer la peau, faites bouillir de l'eau dans laquelle vous aurez jeté une poignée de fleurs de **souci**, **camomille**, **sureau**, **rose rouge**. Vous l'utilisez d'abord comme une fumigation pendant 20 minutes, en laissant respirer votre peau. Filtrez ensuite les fleurs et utilisez la lotion pour nettoyer le visage. Procédez au gommage de la peau avec de la poudre d'avoine, en frottant doucement du bout des

doigts. Une fois votre peau nette, terminez le soin avec un masque à l'**argile**: argile verte pour peaux grasses, argile blanche pour peaux sèches (ajoutez quelques gouttes d'huile de germe de blé). Gardez le masque 20 minutes! Rincez à l'eau tiède.
Le soir, nourrissez-la avec des perles d'huile de **rose musquée** et de bourrache. Ces huiles riches en acide gamma-linolénique contribuent à atténuer les ridules et les taches. Elles s'utilisent en petits massages circulaires sur tout le visage et le long du cou. L'huile de rose musquée est obtenue à partir d'une rose sauvage qui pousse dans le Sud du Chili. Elle a un extraordinaire pouvoir régénérant sur les peaux abîmées. Faites ce traitement pendant un mois, vous serez étonnée du résultat.

Vieillissement cutané

La cosmétologie associée à une bonne hygiène de vie offre de réelles possibilités pour ralentir ou atténuer les effets visibles du vieillissement. En prenant des années, la surface de la peau devient plus sèche, la peau perd son élasticité et se ride. Des taches apparaissent. Le visage étant le plus exposé, il est particulièrement vulnérable.
Il existe plusieurs facteurs favorisant la précocité de ce vieillissement : le rayonnement solaire et l'excès de bronzage, l'abus de laxatifs, le tabagisme, les conditions climatiques (vent, chaleur, froid, chauffage etc) et bien entendu, l'abus d'alcool.

Mon conseil

- **Les soins internes**: la peau se soigne et s'entretient aussi de l'intérieur. Bonne mine et bonne santé vont de pair. On recommande donc d'avoir une alimentation équilibrée, riche en fruits et légumes frais, en céréales, en yaourts, en lactosérum ; de ne pas fumer et de penser à boire 1,5 à 2 litres par jour. Si l'eau seule vous rebute, préparez-vous une ***tisane rafraîchissante*** composée de **chiendent**, d'**orge perlé**, de **barbe de maïs**, de **queues de cerises** et de **réglisse** (un mélange de 50 g de chaque). Mettre 3 cuillères à soupe pour 1 litre d'eau bouillante. Laisser bouillir 4 à 5 minutes. Infuser 15 minutes. Filtrer. Boire le litre froid entre les repas.

• **Les cures** : je les conseille en cures alternées de deux mois. Prenez chaque jour une cuillerée à café de levure de bière officinale (très riche en vitamine B) à délayer dans un yaourt. Pour lutter contre les radicaux libres responsables du vieillissement cellulaire, il faut faire un apport :

— **d'acides gras essentiels,** l'huile de bourrache et l'huile d'onagre en sont très riches. On peut prendre indifféremment l'une ou l'autre à raison de 2 capsules par jour.

— **de vitamines A,** qui se prend sous forme de bétacarotène (précurseur de la vitamine A). Elle participe au renouvellement cellulaire. On la trouve dans les légumes verts et les fruits colorés (carottes, tomates, abricots, myrtilles).

— **de vitamine E,** qui se trouve être la vitamine anti-radicalaire la plus active. Elle augmente également la microcirculation cutanée. On la trouve dans le germe de blé et son huile, dans l'huile de bourrache, dans les huiles végétales telles que soja, sésame, tournesol, maïs...

— **de vitamine C.** En dehors des agrumes, quatre plantes en contiennent beaucoup : il s'agit du cynorrhodon (baies), du kardadé (fleurs), du cassis (baies), de l'acerola (cerises sauvages).

— **de sélénium,** qui prévient certains dommages cellulaires épidermiques. Son effet est potentialisé si l'on prend en même temps que la vitamine E. On le trouve dans la levure de bière, les oeufs, les fruits de mer, l'aïl, les céréales complètes.

• **Soins externes** : se nettoyer la peau à l'aide de formules spécifiques peaux sèches (ou tout simplement avec de l'huile d'amande douce). Le matin, surtout en hiver, protéger le visage avec du Cold Cream, émulsion à base d'huile d'amande douce, de cire d'abeille et de blanc de baleine. Le Cold Cream a un bon pouvoir couvrant. Le soir, nourrir la peau en utilisant régulièrement des crèmes contenant des éléments nutritifs destinés à favoriser la régénération cellulaire, à savoir :

— **Les acides gras essentiels** : contenus dans l'huile d'onagre, l'huile de bourrache, l'huile de rose musquée (très active contre les taches).

— **Les acides de fruits (AHA)** : présents dans l'alimentation et en particulier dans les fruits, d'où leur nom. Ils accroissent la desquamation et donc favorisent le renouvellement cellulaire tout en augmentant l'hydratation cutanée.

— **Le collagène :** à cause de son poids moléculaire élevé, il ne saurait pénétrer en intégralité à travers l'épiderme. En revanche, ses propriétés filmogènes produisent un léger effet tenseur en atténuant les ridules, tout en procurant une sensation de douceur. Le collagène a également la capacité d'hydrater les couches superficielles de l'épiderme. Pour le corps, dont la peau devient elle aussi sèche, utilisez un mélange nourrissant composé de trois huiles : germe de blé, amande douce et sésame que vous pourrez parfumer suivant votre humeur avec des huiles essentielles de rose, violette, géranium, verveine ou citron.

Formule "huile corporelle"

Huile	**— Amande douce**	
	— Sésame	**aa qsp 150 ml**
	— Germe de blé	
HE	**— Rose**	
	— Violette	**aa 1 ml**
	— Géranium	
ou		
HE	**— Verveine**	
	— Citron	
	— Cédrat	**aa 1 ml**

Soins du visage

Selon le type de peau, deux préparations d'huile pour le visage sont possibles.

Mon conseil

Huile visage pour peau sèche

Elle s'applique sur la peau nettoyée, le soir au coucher. On la fait pénétrer par massages circulaires.

Composition :	**HE Camomille romaine**	
	HE Géranium rosat	**aa 0,5 ml**
	Huile de jojoba	
	Huile d'argan	**aa qsp 60 ml**

Les huiles essentielles de camomille et de géranium sont adoucissantes, anti-inflammatoires. L'huile de jojoba est extraite par pression à froid des fruits du jojoba.

C'est un arbuste qui pousse dans les terres arides d'Amérique centrale. Les Indiens l'utilisaient depuis longtemps pour ses propriétés cicatrisantes et embellissantes sur l'épiderme.

Grâce à sa vitamine F, cette huile a un pouvoir anti-oxydant et anti-vieillissement. L'huile d'argan est extraite par première pression à froid de graines décortiquées d'argan, fruit de l'arganier, petit arbuste d'Afrique du Nord. Elle est très concentrée en acide oléïque et linoléique qui sont des acides gras essentiels pour nourrir une peau dévitalisée.

Huile visage pour peaux grasses

Sur la peau bien nettoyée, elle s'utilise 1 fois par jour, de préférence le soir. Elle se compose d'huile essentielle de romarin et de bois de rose, qui vont avoir un rôle antiseptique, assainissant, évitant la formation de points noirs.

Composition :	**HE Romarin**	
	HE Bois de rose	**aa 1ml**
	Huile de noisettes	**qsp 60 ml**

L'huile de noisettes est fournie par le fruit du noisetier, arbuste fort répandu dans une grande partie de l'Europe. C'est dans certaines régions du bassin méditerranéen que le noisetier fait l'objet de cultures. La fabrication de l'huile nécessite un choix rigoureux, les noisettes de la dernière récolte (il y a une seule récolte par an) étant obligatoirement et exclusivement sélectionnées. On obtient une huile à l'odeur et au goût particulièrement agréables et qui a un pouvoir de pénétration remarquable, sans laisser une sensation de "gras". Elle convient aux peaux mixtes et grasses.

Lifting du visage

Comment se préparer et bien supporter un lifting de façon à récupérer très vite et pouvoir se montrer sans avoir trop de marques.

Mon conseil

Huit jours avant l'intervention et quinze jours après prendre 1 litre chaque jour de la tisane suivante :

- **bouleau**
- **piloselle**
- **vigne rouge**
- **cassis**

Composer un mélange à raison de 100 g de chaque ; mettre 20 g dans 1 l d'eau bouillante. Laisser infuser 15 à 20 minutes. Filtrer. Boire le litre dans la journée à température ambiante. Cette composition permet d'éliminer les œdèmes.

Attention : au moins 1 mois avant la date de l'intervention, cesser de prendre tout médicament contenant de l'aspirine. De même, ne prenez pas d'infusion de reine des prés ou de saule qui contiennent tous deux de l'acide salicylique. Cela évitera d'importants saignements au cours du lifting.

La veille au soir de l'opération, prendre 1 dose de granules d'arnica en 30 CH et une autre dose toujours en 30 CH tout de suite après l'intervention, dès que l'on est capable d'avaler.
48 heures avant, commencer à prendre de l'extranase (9 comprimés par jour) et poursuivre pendant les 15 jours qui suivent. L'extranase contient des enzymes protéolytiques extraites de l'ananas et qui ont la propriété de digérer les hématomes.
Le lendemain de l'intervention, prendre matin et soir 5 granules d'arnica en 7 CH pendant au moins 10 jours. L'arnica, en homéopathie, est remarquable pour éviter contusions, ecchymoses.

Soins externes

Utilisez ce mélange de plantes en compresses :

— **thé noir**
— **sureau**

— **bleuet**
— **camomille romaine**

L'association de ces 4 plantes donne à la préparation des propriétés adoucissantes, décongestionnantes et astringentes.

Petite astuce : préparez l'infusion et la mettre au congélateur. Vous aurez ainsi des glaçons efficaces à passer sur le visage le jour même et le lendemain de l'intervention. Bien sûr, mettez les glaçons dans une gaze pour appliquer sur la peau. N'hésitez pas les jours suivants à masser doucement visage et cou.
Vous pouvez utiliser, en accord avec votre chirurgien, de l'huile de rose musquée (aux propriétés régénératrices) ou tout simplement de l'huile d'amande douce pour parfaire la massage du visage.

Allergies cutanées

Problème fréquemment rencontré, d'origine difficile, voire impossible à déterminer. Pour lutter contre, il faut en priorité surveiller l'alimentation et supprimer les aliments susceptibles de provoquer du prurit ou des démangeaisons.
Hélas, il n'y a aucune liste précise, dans la mesure où un aliment bien toléré pendant des années peut, du jour au lendemain, provoquer une réaction allergique.

Mon conseil

Il est en général indiqué d'éliminer chocolat, fraises, poissons, café fort, pommes, bananes..., d'éviter si possible le tabac, l'alcool, les plats en sauce. Il s'agit de ne pas surcharger le foie.
Le traitement proprement dit consiste en soins internes et externes.

- **Soins internes**

Drainer les organes cibles afin d'éliminer les toxines : foie, reins, peau, pancréas. Pour cela, absorber 3 fois par jour, avant chaque repas, 1 tasse à thé du mélange suivant : **bardane, plantain, fumeterre, pensées sauvages et pissenlit, 60 g à parts égales**, infuser 10 minutes et filtrer.

Bardanes et pensées sauvages ont déjà été présentées dans le chapitre consacré à la peau (voir *acné, éclat d'automne*). Elles sont là pour nettoyer l'organisme grâce à leur pouvoir dépuratif. Pissenlit et fumeterre sont principalement des draineurs hépato-biliaires, le pissenlit ayant en plus une action éliminatrice au niveau urinaire. Quant au plantain, il est toujours présent pour soigner les réactions allergiques, car il est doué de propriétés anti-inflammatoires.

Stimuler les défenses, afin de mieux réagir contre l'allergie. On aura recours à **l'échinacéa** (voir stimuler les défenses). Elle s'utilise en infusion (1 cuillerée à café par tasse à thé, infuser 10 minutes, boire 1 tasse la matin) ou en SIPF, à raison d'une ampoule par jour diluée dans un peu d'eau.

Apport d'oligo-éléments et de vitamines très utile dans l'allergie cutanée. Le **manganèse** est l'oligo-élément indispensable en cas d'allergie, car c'est un puissant modificateur de terrain, impliqué dans de nombreuses réactions enzymatiques. Prendre 1 ampoule sous la langue, la matin à jeun.

Les vitamines du groupe B sont incontournables, avec bien sûr **la levure de bière** officinale qui en est une source importante et naturelle. Prendre 1 cuillerée à café par jour diluée dans un peu d'eau ou dans un yaourt. Si son goût rebute, la prendre sous forme de gélules dosées à 300 mg (6 par jour).

- **Soins externes**

Première précaution à prendre : utiliser des sous-vêtements en coton et laver les vêtements avec une lessive sans phosphates. Pour l'hygiène du corps, utiliser le **savon de Marseille**, dont la réputation n'est plus à faire. Parmi d'autres, j'aime bien conseiller également le **savon d'Alep** : il est fabriqué depuis des siècles dans la capitale de la Syrie et il est composé d'huile d'olive et d'huile de laurier.

Il est mis à sécher pendant neuf mois sur des tours de séchage (ressemblant à des gâteaux de miel). Ce savon surgras est recommandé pour les soins des peaux irritées.

Si l'irritation est importante, on peut faire des lavages ou des compresses avec un mélange de fleurs émolllientes et adoucissantes.

Formule

Fleurs de **guimauve, de souci et de camomille romaine,** 50 g de chaque. Compter 1 poignée pour 1 l d'eau bouillante. Filtrer. Appliquer en compresses tièdes. Bien sécher la peau et terminer par une pommade au calendula (qui n'est autre que le souci) aux vertus adoucissantes et cicatrisantes.

Crevasses, gerçures

Fissure cutanée entamant profondément l'épiderme, les crevasses touchent aussi bien les mains que les pieds.
Les crevasses des talons surviennent sur une peau épaissie sous l'influence du frottement des chaussures, celles des mains étant favorisées par le froid et les contacts fréquents avec l'eau.

Mon conseil

Il faut penser à se soigner avant l'hiver et commencer un traitement interne préventif dès le courant octobre.

- **Traitement externe**

— De tels problèmes sont souvent liés à un problème circulatoire ; on peut donc, pour améliorer l'état des petits vaisseaux, prendre de la vitamine P que l'on trouve dans beaucoup de plantes à tropisme veineux comme par exemple la **vigne rouge** (en infusion, à raison de 4 à 5 feuilles pour 1 tasse à thé d'eau bouillante, infuser 10 minutes, boire 1 tasse matin et soir avant les repas).

— Prendre également de **l'huile de foie de morue**, à raison de 2 capsules par jour pendant 2 mois. C'est une source intéressante de vitamines

A et D, qui toutes deux vont aider à la cicatrisation et lutter contre un risque de surinfection.

— Absorber tous les jours 1 cuillerée à café d'huile de **germe de blé**, principale source de vitamine E, qui contribue fortement à la restructuration des tissus.

- **Traitement externe**
- *En cas de crevasses aux mains:* si vous avez un peu de patience, pratiquez 2 fois par semaine un bain de glycérine (laisser en contact 10 bonnes minutes). Essuyez avec soin. Evitez les travaux ménagers sans protection et portez des gants 100 % coton pendant la période des crevasses. Le soir, badigeonnez vos mains en alternance, soit avec du **beurre de Karité** très gras, neutre et aidant à la cicatrisation ; soit avec du **Cold Cream** (cérat cosmétique composé de blanc de baleine, cire blanche, huile d'amande douce, teinture de benjoin, eau de rose). Il est à la base de nombreuses préparations magistrales ainsi que de nombreux produits de beauté. C'est une crème hypoallergénique, grasse, aidant là encore à refermer les fissures.

- *En cas de crevasses aux pieds:* éviter les callosités afin que les produits appliqués pénètrent mieux : ne pas hésiter à prendre des bains de **son** (très émollients), afin de faciliter l'élimination des peaux mortes. Appliquer tous les soirs en massages prolongés beurre de Karité ou Cold Cream.

Shampoings naturels

Mon conseil

Pour concocter des shampoings naturels efficaces, rien ne vaut les plantes à saponines. Les saponines sont des substances glucosidiques existant dans de nombreux végétaux. La première fut découverte en 1808.
Les saponines donnent avec l'eau des solutions fortement moussantes, douées de propriétés lavantes et émulsionnantes, d'où leur intérêt en cosmétologie, pharmacie et industrie.
Les trois plantes les plus utilisées en shampoings sont le bois de panama, la racine de saponaire, la noix de sapindus.

Composition

- **Le bois de panama ou écorce de quillaya** : le quillaya est un grand arbre du Pérou et du Chili, toujours vert, dont on arrache l'écorce fibreuse très riche en saponines.
  A la vente au détail, le bois de panama se présente en petits copeaux blancs gris.
  On l'utilise également pour le nettoyage des laines et pour garder le brillant aux vêtements noirs.

- **La racine de saponaire** : encore appelée « herbe à Foulon », c'est une petite plante à fleurs roses très fréquente en Europe, qui croît dans les lieux humides. On emploie la feuille et la racine (davantage la racine pour les shampoings, la feuille étant utilisée en tisane comme dépuratif).

- **La noix de sapindus** : grosse noix brune à la surface ridée, originaire d'Amérique.
  Certainement la plus riche en saponines de ces 3 plantes (environ 30 %).
  Il faut concasser un peu les noix avant de les faire bouillir.

Posologie

Prendre entre 30 à 50 g (suivant la longueur des cheveux) que l'on met dans 1 litre d'eau bouillante. Faire bouillir l'écorce une vingtaine de minutes, retirer du feu et laisser macérer une bonne heure. Filtrer.

La décoction est prête pour servir de shampoing. Mais attention, protégez votre visage, car elle pique les yeux et n'oubliez pas de bien rincer vos cheveux comme vous le feriez avec un shampoing habituel.

Soins capillaires

Ils consistent toujours en soins externes et internes.

Mon conseil

Pour les **soins internes,** je conseille de prendre, en cure de 3 mois, 3 gélules par jour (dosées à 300 mg à parts égales) du mélange suivant, qui constitue un cocktail de vitamines, oligo-éléments et sels minéraux : **prêle, levure de bière, germe de blé, pollen**.
C'est un mélange valable tant pour la vivacité des cheveux que pour la beauté de la peau et des phanères (voir *chute des cheveux*). Associer également du zinc et du soufre en oligo-éléments, à raison d'une ampoule sous la langue le matin.

En **soins externes**, vous avez plusieurs possibilités :

Décoction de plantes après le shampoing: pour tonifier le cuir chevelu, on peut utiliser le mélange de plantes suivant :

Formule :
Racines d'orties, **aa 50 g**
Sauge,
Romarin,
Noyer (si cheveux bruns)
ou matricaire (si cheveux clairs)
Compter 1 poignée pour 1 l d'eau bouillante. Laisser bouillir 15 minutes, infuser 1 h, puis filtrer. Utiliser en dernier rinçage après le shampoing, ne pas rincer.

Phytoplasme capillaire avant le shampoing : si vous êtes patient(e), une fois tous les 15 jours, faites un bain de plantes avant le shampoing avec la composition suivante :

Poudre :	**— d'algues (fucus)**	
	— d'orties	
	— de prêle	**aa 100 g**
	— de romarin	
	— de lavande	

Délayer 5 à 6 cuillères à soupe du mélange des poudres dans un peu d'eau tiède afin d'obtenir une pâte facile à étaler. Appliquer sur toute la chevelure et couvrir d'une serviette. Garder 1 h. Rincer et pratiquer son shampoing habituel. Ce phytoplasme est tonique pour le cuir chevelu.

Lotion capillaire pour cheveux gras : elle s'utilise facilement, s'applique davantage aux hommes qui aiment bien se frictionner le cuir chevelu quotidiennement. Cette lotion est alcoolisée, puisqu'elle contient de la teinture-mère et convient mieux à un cuir chevelu gras ; elle est assainissante et stimulante, favorisant la repousse. J'associe huile essentielle et teinture-mère.

Formule :	**HE Romarin**	
	HE Sauge	**aa 5 ml**
	HE Gingembre	
	TM Sauge	
	TM Cresson (riche en soufre)	**aa qsp 150 ml**
	TM Ginseng	

Huile capillaire pour cheveux secs : elle convient mieux aux cuirs chevelus secs, aux cheveux cassants. Elle s'applique sur toute la chevelure avant le shampoing et se garde une bonne heure en prenant soin d'entourer la tête d'une serviette humide très chaude. Brillance garantie !

Formule :	**HE Romarin**	
	HE Sauge	**aa 5 ml**
	HE Cèdre	
	Huile d'avocat	
	Huile de vison	**aa qsp 150 ml**

Teintures végétales

Sans vouloir changer de couleur de cheveux, une femme peut avoir envie d'apporter des reflets à sa chevelure. Grâce à certaines plantes, on peut se faire plaisir sans abîmer ses cheveux.

Mon conseil

Si vous êtes brune, vous pouvez choisir le noyer, le henné noir ou le henné naturel. Ils vous conviennent tous les trois.
Si vous êtes châtain foncé ou châtain auburn, optez pour le henné naturel, seul ou associé.
Si vous êtes châtain clair, blond doré ou blond clair, le henné blond, la camomille et la rhubarbe vous satisferont.

Composition

- **Henné naturel** : une poudre verte obtenue à partir des feuilles d'un arbuste originaire d'Egypte, de Tunisie et d'Arabie. Très utilisé dans les pays du Maghreb pour teindre la chevelure, mais aussi mains et pieds. Le principe colorant du henné est un tanno-glucoside. Il colore en cuivre, auburn une chevelure châtain foncé à brune. C'est en même temps un excellent fortifiant du cuir chevelu.

- **Noyer** : on utilise les feuilles réduites en poudre pour foncer une chevelure châtain ou brune. La coloration brune est due à la juglone.

- **Henné noir** : appellation inexacte car, en fait, il s'agit d'un mélange de henné naturel plus indigo. L'indigo est fourni par *l'indigofera tinctoria* originaire des Indes.
L'indigo est une couleur bleu sombre. Associé au henné, il est réservé exclusivement aux cheveux noirs ou châtain foncé. Le henné noir peut aussi servir à dissimuler des cheveux blancs.

- **Henné blond :** pour les cheveux clairs, on peut utiliser la poudre de henné « blond » formée de 3 poudres : celle de henné naturel, de camomille ou de rhubarbe.

- **Camomille matricaire** : appelée aussi camomille allemande, dont on ramasse les capitules. On peut l'utiliser seule en dédoction des fleurs pour blondir les cheveux. On la retrouve dans de nombreux shampoings éclaircissants. Pour obtenir un joli blond doré, on l'associe à la poudre de henné et de rhubarbe. Elle s'emploie également seule, en rinçage éclaircissant, après le shampoing. Compter 1 poignée pour 1 l d'eau. Laisser bouillir 15 minutes, infuser pendant 1 h. Filtrer.

- **Rhubarbe** : petite herbe originaire de Chine dont on emploie la racine broyée. Elle a une odeur très agréable.
  La poudre de rhubarbe va donner un reflet blond vénitien (roux) aux cheveux blonds. Selon qu'on l'associe au henné naturel ou à la camomille matricaire, le reflet sera plus ou moins doré.

Posologie

Ces plantes s'utilisent en poudre.

— pour cheveux courts

Utiliser 100 g de poudre, à délayer dans un peu d'eau tiède. On verse l'eau progressivement de façon à obtenir une pâte facile à étaler.
Sur les cheveux non lavés, on applique cette pâte de façon uniforme et on laisse reposer 20 à 30 minutes.
On rince abondamment, puis on procède à un shampoing doux.
Pour une teinture plus forte, on peut faire chauffer cette pâte.

— pour cheveux longs

Procéder de la même façon, mais il faut compter entre 150 et 200 g de poudre pour une teinture.

Chute de cheveux

De beaux cheveux, cela se mérite ! Il faut les préparer au soleil et à la mer qui va les dessécher, les rendre plus ternes. Pour qu'ils soient plus vigoureux, plus résistants, un double traitement – interne et externe – est conseillé.

Mon conseil

- *Le traitement interne :* à faire pendant au moins deux mois à raison de 4 gélules par jour que l'on peut confectionner à partir de poudre de prêle, de germe de blé, de levure de bière, de pollen.

  — **Prêle :** est très riche en substance minérales et plus particulièrement en silice

  — **Germe de blé :** est un complément alimentaire riche en vitamines et notamment en vitamine E.

  — **Levure de bière :** est une source très importante de toutes les vitamines B.

  — **Pollen :** contient lui des oligo-éléments, vitamines et acides animés.

  Le mélange de ces 4 poudres donnera de la vitalité à vos cheveux et évitera leur chute. Prendre 3 gélules (dosées à 300 mg, à parts égales), le matin, en cure de 3 mois.

- *Les soins externes :* protégez vos cheveux des agressions de la mer en les enduisant abondamment d'une huile capillaire composée de : huile d'avocat, huile de germe de blé, beurre de karité.

  — **L'huile d'avocat** est riche en vitamine A, celle de **germe de blé** en vitamine E.

  — **Le beurre de karité**, lui, provient d'une noix que l'on exprime et traite par l'eau bouillante pour l'extraire. Le karité est un arbre aux fleurs blanches qui pousse en Afrique équatoriale.
  L'association de ces trois produits donne une huile revitalisante et antidesséchante pour les cheveux.
  N'oubliez pas d'utiliser des shampoings très doux à base de karité ou d'huile de macadamia.

Amincissement

Avec les beaux jours qui arrivent, l'envie de mincir nous reprend, on veut éliminer les kilos superflus qui se sont installés durant l'hiver, précisément aux endroits non souhaités. Excepté les cas, heureusement rares, d'obésité graves et chroniques qui relèvent de traitements médicaux adaptés et spécialisés, il est facile, avec de la volonté et en suivant mes conseils de retrouver votre ligne avant l'été.

Mon conseil

Une règle absolue au préalable : absorber quotidiennement moins de calories qu'on en dépense.

Pour éliminer vos kilos en trop, évitez les régimes soi-disant "miracles" qui prétendent vous faire perdre 10 kg en quelques jours, en mangeant ce que vous voulez – ce sont des attrape-nigauds. Pour perdre du poids sans problème, il faut le faire progressivement.

— Eviter au maximum les plats en sauce, les fritures, les charcuteries, les pâtisseries et autres sucreries. Bref, avoir une alimentation saine et légère, à base de céréales, yaourts nature, soja, légumes verts, viandes maigres et poissons maigres.

— Dans la semaine, à midi, utilisez un substitut de repas pauvre en calories.

— Une fois par semaine (le dimanche par exemple), faites une diète en buvant 2 litres de tisane dans la journée ou 1 litre de tisane et 1 litre d'eau minérale non gazeuse. Contentez-vous de manger de la compote de pomme, des yaourts maigres, du fromage blanc à 0°.

— Tous les jours, préparez-vous votre litre de tisane drainante, circulatoire que vous boirez à température ambiante entre les repas. Cette tisane "minceur" se fait en cure de 20 jours renouvelable.

Composition

- **Fucus vesiculosus** : cette algue brune est un cocktail d'oligo-éléments (dont l'iode) et de vitamines. C'est un stimulant des échanges cellulaires et de l'élimination des déchets de l'organisme. Le fucus est riche en protéines végétales mais pauvre en calories et en lipides. Il facilite la perte de poids en stimulant doucement la glande thyroïde.

- **Vigne rouge** : déjà étudiée lors de notre article sur les problèmes circulatoires. La feuille riche en vitamine P évite la stase veineuse et donc la rétention d'eau.

- **La reine des prés :** étudiée aussi lors des problèmes articulaires, elle est un bon diurétique qui favorise l'élimination rénale de l'eau et résorbe les œdèmes des membres inférieurs.

- **Sureau** : c'est le « sambuc » connu des Provençaux. Ses fleurs blanches au parfum suave ont différentes utilisations : en usage externe en compresses pour les yeux ; en tisane pour ses propriétés diurétiques et sudorifiques.

- **Chiendent** : c'est la « mauvaise herbe » des jardiniers. On utilise son rhizome riche en fructosanes pour stimuler la diurèse.

- **Réglisse** : petit arbrisseau commun au sud de l'Italie (Calabre) et en Espagne. Sa présence dans la tisane sert à édulcorer et améliorer le goût.

Posologie

Formule tisane minceur : **fucus, vigne rouge, reine des prés, sureau, chiendent, réglisse à parts égales**. Il faut 20 g (1 poignée) pour 1 litre d'eau bouillante. Infuser 20 minutes, filtrer. Boire le litre dans la journée. Faire une cure de 20 jours minimum.

On peut bien sûr y associer un massage régulier avec l'huile anti-eau (se reporter aux *recettes maison* en fin de livre).

Formule "huile anti-eau en massages"

HE	**— Romarin**	**10 ml**
	— Sauge	**10 ml**
	— Cyprès	**10 ml**
	— Genièvre	**3 ml**
	— Lavande	**2 ml**
	— Thym	**2 ml**
TM	**— Alchemille**	**aa 10**
	— Artichaut	**aa 10**

Base hydrodispersante qsp 150 ml

Coupe-faim naturel

Afin d'éviter le grignotage au cours de la journée, il faut avoir recours à des moyens naturels qui coupent l'appétit.

Mon conseil

Je recommande avant tout de boire entre les repas 1 litre de la tisane "minceur" indiquée ci-dessus, d'utiliser ensuite avant chaque repas des coupe-faim tels que le konjac, l'agar agar et l'ispaghul.

Composition

- **Konjac** : c'est une plante dont les racines servent à la préparation du "konniaku", un aliment traditionnel du Japon depuis le IXe siècle. On extrait de ces tubercules une substance aux propriétés étonnantes : le gluco-mannane. Il est capable d'absorber plus de 100 fois son volume d'eau et forme ainsi dans l'estomac un gel volumineux et de grande viscosité. Ce gel n'est pas assimilable par l'organisme et n'apporte aucune calorie. Il permet de couper la faim par un effet naturel mécanique dû à son volume. Sa viscosité permet aussi de diminuer l'absorption des graisses et des sucres au niveau intestinal. Le konjac favorise également le transit intestinal et évite la constipation que l'on rencontre souvent au cours des régimes amincissants.

- **Agar agar :** encore appelée gelose, elle comporte diverses algues provenant des mers asiatiques (surtout le Japon). Elle se présente sous forme de filaments ou de poudre blanche. Très mucilagineuse, elle gonfle au niveau de l'estomac. L'agar agar sert aussi beaucoup en pâtisseries et confiseries car c'est un gélifiant naturel beaucoup utilisé (glaces, confitures, gelées).

- **Ispaghul** : c'est une plante originaire des Indes. On utilise les téguments de la graine fort riches en mucilages. L'action coupe-faim est identique à celle du konjac et de l'agar agar.

Posologie

— Le konjac s'utilise en gélules à raison de deux gélules matin, midi et soir avant les repas avec un grand verre d'eau

— L'agar agar s'utilise en poudre à raison d'une cuillerée à café à prendre avec un verre d'eau un quart d'heure avant chaque repas.
— L'ispaghul s'avale tel quel sous forme de graines à raison d'une cuillerée à café trois fois par jour avant les repas avec un grand verre d'eau.

COUP DE POUCE POUR BRÛLER LES GRAISSES

Pour mieux brûler les graisses, en plus d'un régime adapté, buvez en alternance avec la tisane minceur, des infusions de thé vert dit aussi «thé vierge», parce que non encore fermenté.
Les feuilles du thé vert sont vert sombre roulées en boules. Les composés présents dans le thé vierge diminuent l'assimilation des glucides et lipides alimentaires et limitent ainsi le nombre de calories absorbées.
On l'utilise en infusion à raison d'une cuillerée à café de thé vert pour une tasse à thé d'eau bouillante. Infuser 10 minutes. Boire 2 à 3 tasses par jour. Ce thé n'énerve pas et peut être bu à toute heure.

Manque d'appétit (faciliter la prise de poids)

Il est exact que, parmi la clientèle, on rencontre huit fois sur dix une jeune femme qui veut mincir ! Mais pour certaines il est parfois très difficile de grossir, même si cela fait sourire bon nombre de personnes.

Mon conseil

Pour réussir à prendre un peu de poids, il faut :
— s'alimenter correctement en priorité, c'est-à-dire faire 3 repas principaux, matin, midi et soir.

— et ne pas omettre un en-cas, vers 10 h et vers 16 h

Manger lentement, bien mâcher et surtout manger avec plaisir, dans le calme.

Il existe une formule simple pour savoir la ration alimentaire dont on a besoin :

421 = G.P.L.

G = glucide, P = protides, L = lipides.

4, 2, 1 représentent le nombre de portions de chacune des familles d'aliments qui doivent obligatoirement entrer dans la composition des 3 repas (y compris le petit déjeuner, trop souvent délaissé en France). Bien sûr à part l'huile et le sucre, aucun aliment n'entre entièrement dans ces 3 grandes familles ; on classe donc les aliments en fonction de leur teneur principale.

4 portions de glucides parmi lesquels on trouve :

— légumes et fruits (cuits et crus), qui apportent du sucre en quantité moyenne ou faible, des éléments minéraux, des fibres, de la vitamine C.

— farineux et féculents (céréales, farines, pains, pâtes, riz, pommes de terre), qui apportent de l'amidon, un sucre lent assurant une constante de la glycémie et aussi des protéines végétales, de la vitamine B, du magnésium, des fibres si les produits ne sont pas raffinés.

— aliments sucrés, essentiellement à base de saccharose, sucre d'assimilation rapide à énergie immédiatement utilisable (sucre, boissons sucrées, gâteaux, biscuits, bonbons...).

2 portions de protides :

— protides lactés (laits, fromages, yaourts), qui apportent du calcium, du phosphore, des vitamines du groupe B, un peu de lipide.

— produits non lactés (viandes, poissons, œufs), qui apportent du fer, du phosphore, des vitamines du groupe B et de la vitamine A.

1 portion de lipides :

— lipides animaux (beurre, crème fraîche, graisse d'oie...), qui apportent des acides gras saturés, avec apport de vitamine A pour le beurre. Il vaut mieux leur préférer les lipides végétaux.

— lipides végétaux (huile d'olive, tournesol, maïs, soja, pépins de raisin, noix...), qui apportent des acides gras essentiels et de la vitamine E. La personne qui veut grossir a bien souvent peu d'appétit. Il va donc falloir le stimuler et lui apporter des protéines qu'elle refuse bien souvent d'absorber. Il faut également qu'elle fasse plusieurs petits repas, car bien souvent, elle ne peut manger copieusement en 1 fois.

Stimuler l'appétit :

Outre la tisane de "longue vie" souvent citée dans le livre, je conseille de la racine de **gentiane** (qui entre dans la composition de nombreux apéritifs amers). Il s'agit de la gentiane jaune, belle plante des montagnes parfois haute de 2 m, dont on ramasse la racine. Elle contient des principes amers, qui lui confèrent ses propriétés stimulantes des fonctions digestives.

On peut l'utiliser :

— **soit en décoction légère**, à raison d'1 cuillerée à café de racine dans 1 tasse à thé d'eau bouillante. Laisser bouillir quelques secondes, infuser 10 minutes puis filtrer. Boire 1 tasse le matin à jeun.

— **soit en macération,** en mettant 40 g de racines à macérer dans 1 l de bon vin rouge ou blanc (11 ou 12°) pendant 20 jours. Passé ce délai, on filtre, on ajoute 20 morceaux de sucre par litre et l'on déguste **avec modération** 1 verre avant le repas de midi.

Apporter des protéines et des vitamines bien assimilables :

On a recours au fénugrec, à la spiruline, au pollen et à la levure de bière.

- **Fénugrec** : encore appelé « trigonelle » à cause de la forme de ses graines (elle a 3 côtés). Cette petite plante herbacée croît dans les régions méditerranéennes et en Asie du Sud où on l'utilise surtout à des fins culinaires, puisque les graines de fénugrec, moulues et grillées entrent dans la composition des chutneys et currys. C'est un tonique revitalisant, un aliment de haute valeur en raison de la présence d'une quantité notable de glucides et de protides, d'inositophosphate de calcium et de magnésium. Sa richesse en phosphore en fait également un stimulant neuromusculaire. Plutôt que de l'utiliser en graines, je conseille la forme poudre. Pendant 2 à 3 mois, prendre 2 fois par jour 1 cuillerée à café de poudre de fenugrec sur du miel ou dans un yaourt. Mais bien souvent, afin de faciliter la prise de traitement, je préfère la forme gélules qui permet d'associer le fenugrec aux 3 autres produits facilitant la prise de poids.

- **Spiruline** : c'est une algue bleue d'eau douce originaire du Mexique. On la retrouve également au Tchad où son ramassage est une coutume locale. Cette petite algue est une source de protéines (70 % de son poids sec) aussi importante que le soja. Elle contient en outre des acides aminés, des vitamines du groupe B, du fer et du bêta-carotène. Elle n'a qu'un petit défaut : une odeur désagréable qui empêche de l'utiliser telle quelle, c'est pourquoi je conseille la forme gélules.

- **Pollen** : il est souvent cité et utilisé en cas de fatigue. C'est un excellent tonifiant et stimulant. Il contient lui aussi des protéines, des acides aminés, des minéraux, de la provitamine A. A consommer soit seul en pelotes à raison d'une cuillerée à soupe par jour, le matin ; soit associé en poudre au fenugrec ou en gélules à la spiruline. Si la personne est vraiment amaigrie, prendre 3 gélules midi et soir avant les repas.

- **Levure de bière** : la levure de bière, que je recommande dans nombre de problèmes cutanés et intestinaux est là aussi indispensable pour son apport important en vitamine B.

Formule de dosage des gélules :

Fenugrec	
Spiruline	**aa qsp 1 gélule 300 mg**
Pollen	
Levure de bière	

Prendre 6 gélules par jour

Bien-être et fraîcheur

La chaleur est arrivée. N'oubliez pas de beaucoup boire dans la journée, adoptez ma tisane rafraîchissante et suivez mes conseils pour lutter contre la transpiration et les jambes lourdes.

Une tisane rafraichissante, diurétique et agréable à boire

Composition

- **Barbe de maïs, chiendent et queues de cerises** : ce sont d'excellents draineurs des voies urinaires ; ils évitent la rétention d'eau et par voie de conséquence l'oedème des membres inférieurs.

- **L'orge perlé** : elle apporte ses vertus rafraîchissantes et adoucissantes.

- **La réglisse** : elle n'est là que pour édulcorer la tisane.

Posologie

Mélange : **barbe de maïs, chiendent, queues de cerises, orge perlé, réglisse, à raison de 50 g de chaque**.
Mettre 20 g (1 poignée) pour un litre d'eau bouillante. Bouillir 5 minutes. Infuser 15 minutes. Filtrer. Boire le litre froid entre les repas.

Combattre la transpiration

Si vous souffrez de transpiration excessive surtout au niveau des pieds et des mains, prenez chaque jour 2 tasses d'infusion de **sauge officinale** qui a la propriété de réduire la sueur.
Localement pour freiner une hypersudation, versez 3 cuillères à soupe de poudre d'alun dans une cuvette d'eau tiède et prenez un bain pendant environ 10 minutes.
L'alun est un sulfate double d'aluminium et de potassium aux propriétés astringentes (c'est-à-dire qui resserrent les pores de la peau).

Jambes lourdes

Pour rafraîchir jambes et pieds enflés, le soir, prenez un bain **d'algues micro-éclatées** (procédez comme pour l'alun), aux propriétés décongestionnantes. Séchez bien.

Appliquez en frictions (de la cheville jusqu'au genou) une préparation à base d'huiles essentielles de **sauge, menthe poivrée et citron, de teinture d'hamamélis**, le tout dilué dans de l'alcool camphré. Vous sentirez une agréable sensation de fraîcheur au niveau des pieds et des jambes. De quoi donner envie d'aller danser !

Les huiles bronzantes

Ces huiles, préparées à partir de plantes, faciliteront le bronzage, mais ne sont pas protectrices et ne conviennent donc pas à des peaux claires.

Mon conseil

Pour obtenir une belle couleur dorée, pensez à prendre par voie interne des capsules contenant de la provitamine A, à savoir du béta-carotène à raison de **deux capsules par jour**, les jours précédant l'exposition et **quatre par jour** pendant toute la période d'ensoleillement.

Composition

- **Millepertuis :** ainsi appelé parce que ses feuilles, regardées en transparence, sont criblées de petits trous. On ramasse les sommités fleuries pendant les mois de mai, juin et juillet. On appelle le millepertuis « herbe de la Saint-Jean », car sa pleine floraison se situe aux alentours du 20 juin, ses petites fleurs jaunes vont donner en macération une huile rouge (grâce à l'hypericine, principe colorant), souveraine pour soigner les brûlures et les coups de soleil.
  Il faut compter 50 g pour 500 ml d'huile d'olive. Faire macérer la plante dans une huile végétale pendant 15 jours tout en l'exposant aux rayons lumineux et en agitant tous les jours.

- **Rocou :** de son nom latin *bixa orellana*, il se présente sous la forme de petites graines rouges qui proviennent des Antilles. Il est très utilisé là-bas pour protéger du soleil. Faire macérer 50 g de graines dans 500 ml d'huile de germe de blé. Exposer au soleil pendant au moins 15 jours. Passer. Votre huile est prête à l'emploi.

- **Huile de coco :** on l'extrait des graines de cocotier obtenues en fendant les noix de coco. On obtient une huile douce se solidifiant entre 15 et 20°. Pour augmenter son pouvoir bronzant, on peut lui ajouter 2 % d'huile essentielle de carotte.

Piqûres d'insectes

L'été amène avec lui son cortège de petits ennemis tels que moustiques, guêpes et autres insectes piqueurs. Les piqûres provoquent des manifestations qui peuvent aller de la simple réaction locale normale chez tous les individus jusqu'à des réactions allergiques plus graves.

Mon conseil

Pour éviter ou soulager, il y a plusieurs possibilités tant en homéopathie qu'en aromathérapie.
Tout d'abord pour prévenir les risques de piqûres, prendre matin et soir 5 granules de *ledum palustre* pendant toute la saison estivale ou pendant le séjour en région infestée.
Par ailleurs se protéger localement en utilisant des préparations à base d'huiles essentielles telles que basilic, géranium, lemon grass qui ont la capacité de repousser les moustiques.

Composition

- **Basilic** : originaire des Indes, il est davantage connu pour son utilisation culinaire en Méditerranée où son arôme est très prisé dans les soupes et les pâtes (pistou en provençal).

- **Géranium** : il est originaire de la Réunion, de Madagascar. Il est cultivé également à Grasse pour sa richesse en huile essentielle, très utilisée chez les grands parfumeurs.

- **Lemon grass** : encore appelé verveine des Indes ou citronnelle, il est riche en citral et possède une odeur citronnée fort agréable.

Posologie

Pour éloigner les moustiques, répandre quelques gouttes de ces huiles sur le bord des fenêtres et dans les maisons.

EN CAS DE PIQÛRE

*Si malheureusement vous vous faites piquer par un moustique ou une guêpe, prenez tout de suite 1 dose d'**Apis** en 30 CH (homéopathie). Attendre 1 heure, puis prendre 5 granules d'Apis en 7 CH toutes les deux heures jusqu'à disparition des symptômes.*

*Pour désinfecter, appliquer une compresse de teinture mère de **calendula** aux propriétés adoucissantes. Puis pour faire résorber l'inflammation, gardez une compresse imprégnée d'un mélange d'essences telles que **palmarosa, romarin, thym, lavande, cyprès** (aa 4) diluées dans un excipient huileux neutre (qsp 100) pendant quelques instants.*

Chez les personnes allergiques, rappelez-vous qu'une piqûre de guêpe ou d'abeille peut déclencher une réaction très aiguë. Il faut alors consulter le médecin d'urgence.

Pour embaumer vos armoires

Pour ranger ses lainages, protéger ses vêtements, éviter la venue des mites, plusieurs plantes sont utiles, soit en l'état soit sous forme d'huiles essentielles.

- **Les clous de girofle :** sous ce nom, on emploie les boutons floraux du ginoflier séchés au soleil jusqu'à coloration brune. Ils sont très riches en huiles essentielles dont le principe actif est l'eugénol.
  Le meilleur moyen de les utiliser pour parfumer les armoires est de confectionner ce que l'on appelle une « pomme d'ambre ». Il s'agit de prendre une orange à peau ferme et de la clouter entièrement avec des clous de girofle (compter environ 100 à 120 g pour une orange). Votre orange ainsi transformée sera un antimites idéal pour votre linge.

- **Le patchouli** : on ramasse les feuilles de cette plante originaire des Indes. Leur odeur musquée provient d'une huile essentielle fort utilisée en parfumerie et remise au goût du jour dans de nombreux parfums pour adolescents. C'est aussi un excellent antimites.

- **Le santal** : on distingue le bois de santal citrin et le bois de santal rouge. C'est le citrin qui est utilisé en parfumerie car c'est celui qui contient une huile essentielle très aromatique. Le santal rouge sert davantage en décoction dans les infections urinaires.
  Le santal citrin est originaire de Mysore, dans le centre de l'Inde. Il entre dans la composition de nombreux parfums masculins où sa note boisée fait des prodiges. On peut utiliser le bois tel quel dans les armoires ou bien imbiber avec un coton les étagères des armoires avec l'huile essentielle (quelques gouttes suffisent car elle est très concentrée).

- **Le vétiver** : il fait partie des graminées odorantes. On l'appelle le chiendent des Indes. Il se présente sous la forme de racines fibreuses très odorantes grâce à son huile essentielle riche en vétivone. Cette huile est de couleur très sombre, très épaisse et très forte comme odeur.
  Comme le santal, le vétiver entre dans la composition de nombreux parfums et c'est un excellent antimites.

Les trésors parfumés des Rois Mages

Pour adorer l'enfant Jésus, Gaspard, Melchior et Balthazar arrivèrent chargés de présents. En particulier, ils apportaient de l'encens, de la myrrhe et du benjoin.

- **L'encens :** c'est une gomme-résine produite par un arbuste *boswelia carteri*, originaire d'Arabie, de Somalie et d'Afrique. Pour l'obtenir, on pratique des incisions sur l'écorce de l'arbre. Il s'en écoule un suc blanchâtre qui se durcit en belles larmes. Son odeur et sa saveur sont fortes. L'encens, encore appelé oliban brûle en répandant une fumée abondante et odorante. Il est composé de résines, d'une huile essentielle et d'un principe amer : l'olibanol. L'encens était déjà connu et utilisé par les Anciens. Hippocrate le recommandait pour ses propriétés médicinales. Employé autrefois en fumigations, il est plus utilisé aujourd'hui en parfumerie, dans les cérémonies religieuses ou simplement pour parfumer la maison (bâtonnets d'encens, papiers odorants). On peut l'utiliser également en poudre pour confectionner des emplâtres à usage résolutif (échymoses, coups légers).

- **La myrrhe :** gomme-résine produite par un petit arbre du nom de *balsamodendron myrrha*. Elle s'écoule normalement de l'arbre et non par incision. En séchant, les larmes de myrrhe durcissent et deviennent brun rougeâtre. L'odeur est forte, la saveur est acre et aromatique. Elle était très utilisée par les Anciens. C'est le murr, que la Bible proclame l'une des substances les plus exquises qui sert à composer l'Huile Sainte. Elle jouait un grand rôle dans le rite hébreu. La myrrhe contient une huile essentielle, des gommes. Elle entre dans la préparation de l'alcoolat de Fioraventi, un grand classique utilisé en friction contre les douleurs rhumatismales. La myrrhe était très utilisée dans l'Antiquité comme tonique qui favorise la circulation. Elle fait partie de la célèbre thériaque, une panacée de cinquante composants connus depuis le Moyen Age.

- **Le benjoin :** originaire du Laos, encore nommé « benjoin du Siam », c'est un baume naturel obtenu par incision de l'arbre. Il se présente en larmes, brun, jaune. Son odeur est douce, suave et vanilllée. Il brûle avec une fumée blanche. On l'associe presque toujours à l'encens et à la myrrhe. Le benjoin contient de l'acide benzoïque, de la vanilline et de l'acide cinnamique.

Il n'a pas d'utilisation par voie interne. En revanche, il est très employé en parfumerie et en cosmétologie. En pharmacie, la teinture de benjoin entre dans de nombreuses compositions (baume du Commandeur) pour mettre à profit ses propriétés cicatrisantes, notamment pour soigner crevasses et engelures. Elle est épatante aussi pour régulariser les peaux grasses, car le benjoin est astringent.
Formule du lait virginal (lotion démaquillante pour peaux grasses) : **teinture de benjoin 10 ml ; glycérine 20 ml ; eau de rose, la quantité suffisante pour 250 ml**. Le benjoin donne un précipité blanc au contact de l'eau, un aspect laiteux, d'où son nom de lait virginal.

Peindre les œufs de Pâques

En période de fêtes pascales, amusez-vous avec les enfants à colorer les œufs grâce à des matières végétales. Il faudra faire bouillir pendant 20 minutes 1 litre d'eau contenant les œufs, plus la plante choisie pour avoir la couleur désirée.

— Pour le rouge : **la cochenille**
Contrairement aux idées reçues, ce n'est pas une plante mais un insecte de l'ordre des hémiptères. La cochenille officinale est grise d'aspect. Elle provient d'Amérique du Sud (plus particulièrement du Mexique). C'est à elle que l'on doit le fameux rouge carmin tellement utilisé en peinture.

— Pour le jaune **: la racine de curcuma**
Originaire des Indes et de Chine, où elle est appelée « safran indien ». Son principe colorant jaune est dû à la curcumine. Ce rhizome est aromatique, fort utilisé comme condiment, car il sert de base au curry ; outre ses propriétés colorantes et culinaires, il a des propriétés cholagogues et cholérétiques (c'est-à-dire qu'il agit au niveau du foie et de la vésicule).

— Pour le jaune orangé : **les graines de rocou**
Petites graines rouge orangé, originaires des Antilles. Le pigment colorant s'appelle la bixine. Le rocou est fort utilisé dans les îles pour préparer une huile bronzante (obtenue par macération des graines dans de l'huile de coco).

— Pour le bleu : **la fleur de mauve bleue**
Jolie fleur bleue aux allures de papillon. Davantage utilisée en tisane comme adoucissant à cause de sa richesse en mucilages.

— Pour le bleu violet : **les myrtilles**
Petit fruit des sous-bois, riche en pigments colorants (la myrtilline).

— Pour le vert : **feuilles d'ortie ou épinard**
A l'état frais, les feuilles ont des propriétés urticantes à cause des nombreux poils qui les recouvrent. En tisane, l'ortie a des propriétés diurétiques. C'est une source importante de chlorophylline, de même que les épinards.

3. *Recettes maison*

Mon apéritif

L'époque des vins nouveaux (Beaujolais, Côtes-du-Rhône) est une période idéale pour préparer les apéritifs "maison" que vous dégusterez en famille à Noël.
Bien sûr l'abus d'alcool est dangereux pour la santé et mon propos n'est évidemment pas de pousser à la consommation ! Il s'agit simplement de préparer un vin apéritif, comme le faisaient autrefois nos grands-mères et de le consommer avec modération.

Mon conseil

Il faut choisir un vin de bonne qualité (11-12°), rouge ou rosé pour y faire macérer un mélange de plantes toniques et fortifiantes.

Composition

- **Ecorce d'orange amère** : elle est fournie par les fruits mûrs du bigaradier ou oranger sauvage. Elle se présente sous forme de longs rubans verts. Elle est amère, tonique et apéritive.

- **L'écorce d'orange douce** : elle est fournie par les zestes des oranges que nous consommons pour leur richesse en vitamine C.

- **La gentiane** : originaire des Alpes, des Vosges et du Jura, on utilise la racine séchée, celle de la gentiane jaune et non pas de la gentiane bleue. On dit qu'elle est la reine des toniques amers indigènes. Elle stimule les défenses naturelles de l'organisme.

- **La cannelle de Ceylan** : elle se présente en longs bâtonnets rougeâtres. Elle a une odeur agréable et une saveur douce et sucrée. C'est un stimulant aromatique.

- **La vanille** : il s'agit du fruit d'une plante grimpante et parasite de la famille des orchidacées. Originaire du Mexique, de Saint-Domingue et du Pérou, elle fut implantée dans d'autres régions chaudes du globe. La plus renommée est celle de la Réunion. Le fruit vert, quand on le ramasse n'a aucune odeur. En séchant et sous l'influence de la chaleur, la gousse va foncer et dégager cette subtile odeur de vanilline. On conseille de fendre les gousses dans le sens de la longueur.

- **La camomille romaine** : utilisée pour ses vertus apéritives.
- **L'hysope et le sureau** : ils sont là pour adoucir et atténuer l'amertume de la gentiane et de l'orange amère.
- **Les noix de muscade** : outre leur saveur particulière et chaude, elles sont dotées de propriétés stimulantes et digestives. Elles sont originaires des îles Moluques et furent implantées par culture à Ceylan et à l'île Maurice.

Recette

La formule Blaize est calculée pour 5 litres de vin :
Ecorce d'orange amère 20 g, écorce d'orange douce 30 g, cannelle de Ceylan en bâtonnets 10 g, gentiane 10 g, camomille romaine 10 g, sureau fleurs 5 g, hysope 5 g, 3 gousses de vanille, 2 noix de muscade.
Faire macérer les plantes concassées dans une bonbonne contenant 5 litres de vin pendant 20 jours en l'agitant régulièrement (1fois par jour).
Au bout de 20 jours, filtrer et ajouter environ 20 morceaux de sucre par litre de vin (agiter jusqu'à dissolution).
Pour améliorer la conservation on peut ajouter un verre d'alcool à 90°.
Bien sûr il existe un grand nombre de recettes, qui varient en fonction du goût personnel. On peut préparer un vin apéritif plus doux ou plus amer : cela dépend des proportions de chaque plante principalement.

Mes liqueurs digestives

En prévision des fêtes de fin d'année, amusez-vous à préparer des liqueurs digestives... Elles seront très appréciées par vos amis et proches.

- **La liqueur de génépi** : sous le terme de génépi se regroupent différentes sortes d'artemisia : le *glacialis*, le *mutellina* et le *spicata*. Ces trois sortes de génépi poussent en altitude, au-delà de 2 000 mètres. Le génépi des glaciers est protégé et très difficile à ramasser. Celui utilisé pour préparer la liqueur est le *génépi muttelina*. Il se présente sous forme de petits brins gris aux fleurs jaunes. Le génépi est très prisé par les montagnards qui le consomment sous forme de liqueur et parfois d'infusion. Ils l'utilisent contre les refroidissements, pour faciliter la digestion.

Préparation

Faire macérer un bouquet (environ une quarantaine de brins) dans 1 litre d'eau de vie à 40° pendant 30 jours (on peut même aller jusqu'à 40 jours). Agiter régulièrement la bouteille.

Il faut ensuite filtrer et ajouter 30 à 40 morceaux de sucre (c'est selon les goûts personnels) et agiter jusqu'à dissolution. Si vous avez la patience d'attendre, laissez reposer plusieurs semaines, puis dégustez cette liqueur... avec modération !

- **Une chartreuse à ma façon** : c'est une association de différentes plantes aux vertus digestives, toniques et stomachiques. Elle se prend à raison d'un verre à liqueur après un repas trop copieux.

Préparation

Valable pour 1 litre de liqueur. **Angélique (semences) 1g, hysope 1g, mélisse 1g, verveine odorante 1g, menthe poivrée 1g, anis vert 0,50 g, anis étoilé 0,50 g, clous de girofle 0,20 g, cannelle 0,20 g, coriandre 2 g, safran (pistil) 0,1 g**.

Laisser macérer pendant 30 jours ce mélange dans 400 ml d'alcool à 90° ou dans 1 litre d'eau de vie.

Si vous choisissez l'alcool à 90°, au bout de 30 jours préparer un sirop avec 500 ml d'eau plus 200 g de sucre. Attendre que le sirop ait refroidi avant de l'incorporer à la macération que vous aurez filtrée.

Si vous choisissez l'eau de vie, ajouter 40 morceaux de sucre, agiter et laisser reposer plusieurs semaines avant de consommer.

On peut préparer ainsi de nombreuses liqueurs, de verveine, de cacao, d'orange etc.

Olives à ma façon

L'olivier est un arbre originaire d'Asie. Il est très répandu sur tout le pourtour méditerranéen. On distingue l'olivier sauvage ou oléastre et l'olivier cultivé. Celui-ci, non épineux, a de nombreuses variétés. Un olivier peut vivre 1 000 ans et donner environ 10 kg d'olives par an. L'olive est une drupe ovoïde pesant 2 à 6 grammes passant du vert au rouge ou du pourpre noirâtre à la maturité. Selon que l'on désire préparer les olives vertes entières, les olives vertes cassées, les olives noires, le mode de préparation sera différent.

- ***Olives vertes entières*** : pour enlever leur amertume naturelle, on les immerge dans une solution de cendres ou bien de sel et de soude, on les lave ensuite et on les plonge dans un bain de saumure. On termine par une exposition au soleil.

- ***Olives vertes cassées :*** c'est ce mode de préparation que je préfère, car il est le plus naturel et utilise les plantes comme aromates. Il faut casser les olives **bois contre bois** (c'est-à-dire utiliser une planche en bois et un maillet en bois, non en métal qui les ferait noircir). On recouvre la totalité des olives d'eau (prévoir un récipient assez grand). On change cette eau tous les jours pendant 8 à 10 jours. A part on prépare une décoction d'aromates. Il faut compter pour 1 kg d'olives : 15 g de coriandre en grains, 10 g de fenouil sauvage, 5 g de laurier en feuilles, 5 g d'écorce d'orange douce. On met à bouillir 15 minutes les aromates dans la quantité d'eau servant à recouvrir les olives. On laisse infuser au moins 3 heures. On verse toute la préparation froide (il ne faut pas filtrer) sur les olives. Auparavant, il faudra ajouter 100 g de gros sel par kilo d'olives.

- ***Olives noires*** : piquer les olives noires avec de petites aiguilles. Les mettre dans une passoire avec du gros sel. Remuer tous les jours de façon à les faire dégorger. Répéter l'opération pendant 5 à 6 jours. Rincer les olives noires à l'eau. Dans un récipient, aromatisez-les avec un filet d'huile d'olive, un brin de thym, quelques feuilles de laurier. Elles sont prêtes à être dégustées.

Tisanes maison du père Blaize

Bien que certaines aient été abandonnées étant donné l'évolution de la demande, nous continuons à fabriquer et à conseiller les vieilles recettes de mon aïeul. En particulier :

— *la tisane de longue vie,* encore appelée « herbes de santé ». Ce mélange de plante amères et toniques (à base de boldo, centaurée, absinthe, artichaut, camomille...) est souverain pour désengorger une vésicule paresseuse, purifier un foie trop surchargé, voire abaisser un taux de cholestérol par trop élevé.

— *la tisane favorisant l'élimination du sucre,* à base de boldo, géranium, noyer, romarin, eucalyptus...

— *la tisane régulant la tension artérielle,* à base d'aubépine, d'olivier, de gui, frêne, asperge, cassis, hamamélis, fleurs sanguines...

— *la tisane améliorant la circulation veineuse,* à base de bardane, hamamélis, saponaire, fleurs sanguines...

— *la tisane facilitant l'expectoration,* à base de bourgeons de pin, capillaire, eucalyptus, véronique, tussilage...

— *la tisane améliorant l'éclat de la peau,* à base de saponaire, bardane, douce amère, chicorée...

— *la tisane favorisant l'élimination de l'acide urique,* à base de cassis, noyer, prêle, frêne, souci...

— *la tisane favorisant l'élimination rénale de l'eau,* à base de pariétaire, chiendent, frêne, guimauve, canne de Provence...

— *la tisane favorisant l'élimination digestive,* à base de fucus, souci, acacia, menthe, réglisse, séné, bourdaine...

— *la tisane digestive et laxative, encore appelée thé Blaize,* à base de fenouil, fumeterre, séné, sauge, guimauve...

— etc.

Toutes ces tisanes sont vendues en boîtes cartonnées, à l'effigie du Père Blaizse. La formule et la posologie sont indiquées sur chaque boîte.

Vieilles recettes du père Blaize

Le millepertuis : ramasser au mois de juin des sommités fleuries de millepertuis (souvent appelé « herbe de la Saint-Jean »). Faire macérer le bouquet dans 1 litre d'huile d'olive 1re pression. en exposant au soleil pendant 15 à 20 jours.
Au bout de ce laps de temps, vous obtenez une superbe huile rouge, le principe actif du millepertuis, appelé hypericine, étant passé dans l'huile d'olive en la colorant. Cette huile est souveraine pour guérir coups de soleil ou brûlures au 1er degré.

La barbentane (verveine officinale) : petite plante aux fleurs mauves poussant le long des ruisseaux, à l'état sauvage. Depuis toujours cette plante a la réputation de faire contracter une vésicule biliaire paresseuse, non pas en la buvant, mais en la préparant en cataplasme local, hachée fraîche et mélangée à des œufs battus.
On applique le cataplasme sur la région hépatique, on le garde 20 mn et on répète chaque jour, pendant 9 jours, la même préparation.

Le savon de Marseille : sa réputation pour laver n'est plus à faire. Savez-vous toutefois que jadis, on plaçait un morceau de savon au fond de son lit afin d'éviter les crampes !

Les marrons d'Inde : en automne, à la saison des marrons, mon arrière-grand-père, afin d'éviter les crises hémorroïdaires, gardait toujours dans sa poche une paire de marrons... Mais attention ! Il fallait absolument le couple, c'est-à-dire ceux que l'on trouve ensemble dans la même bogue et qui s'imbriquent parfaitement ! Il recommandait vivement cette pratique à tous ses clients qui souffraient d'hémorroïdes.

Lexique

Alcaloïde : substance chimique à caractère alcalin, d'origine végétal, douée de propriétés pharmacologiques puissantes.

Anthocyane : principe colorant bleu des plantes.

Astringent : qui resserre. Les astringents végétaux doivent leurs propriétés aux tanins qu'ils contiennent.

Athérosclérose : affection dégénérative des artères, associant les lésions de l'artériosclérose et de l'athérome.

Béchique : se dit des remèdes contre la toux.

Bractée : feuille généralement atrophiée située à la base d'une fleur.

Carminatif : qui facilite l'expulsion des gaz intestinaux.

Cholagogue : qui provoque l'excrétion biliaire.

Cholérétique : qui augmente la sécrétion biliaire.

Déhiscent : se dit d'un fruit sec s'ouvrant à maturité.

Emollient : se dit d'une médication qui adoucit en amollissant.

Flavones, flavonoïdes : pigments jaunes solubles dans l'eau, présents dans les pétales de diverses fleurs.

Hampe : pédoncule nu partant de la souche et portant une ou plusieurs fleurs.

Hétéroside : substance de nature glucidique rencontrée fréquemment dans les tissus végétaux.

Inflorescence : mode de répartition des fleurs sur la tige.

Ligneux, lignine : ayant la consistance du bois.

Mondé : *séparé des corps étrangers :* certaines fleurs pour être vendues en pharmacie doivent être séparées de leur pédoncule, de leur bractées et parfois de leur calice.

Mucilage : substance qui en présence d'eau, possède la propriété de gonfler en donnant un liquide visqueux.

Ombelle : inflorescence dans laquelle les pédoncules floraux, de même longueur, partent tous du sommet de l'axe qui les fournit.

Pédoncule : portion de la tige qui supporte la fleur.

PH : coefficient caractérisant l'acidité ou la basicité d'un milieu. Le pH signifie potentiel hydrogène.

Pistil : ensemble des organes femelles d'une fleur.

Rhizome : tige souterraine, sans chlorophylle et dont les feuilles sont réduites à des écailles.

Stigmate : partie supérieure du pistil qui reçoit les graines de pollen.

Suber : tissu végétal constituant principal des écorces et des tiges âgées (= liège).

Tanins : substances présentes dans de nombreux végétaux (notamment l'écorce de chêne) aux propriétés astringentes.

Index des plantes

Index santé-beauté

Achevé d'imprimer en janvier 1997
sur les presses de Borel & Feraud à Gignac-la-Nerthe.

Dépôt légal 1er trimestre 1997.

Imprimé en France.